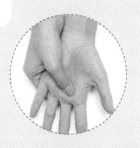

养生大讲坛

超实用的
按摩老偏方

Chaoshiyong De Anmo Laopianfang

主编●李小群

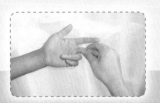
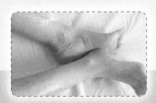
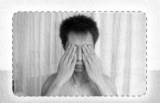

中国医药科技出版社

内 容 提 要

老偏方有大智慧。本书带您走进按摩保健的圣堂，给您诠释按摩、穴位、治病间的神奇关联。书中的按摩方法图文并茂、简单易行、疗效显著，所以，正在被病患所困扰的人们，就赶快翻开这本书吧！它能让你重获健康体魄，幸福快乐的生活！

图书在版编目（CIP）数据

超实用的按摩老偏方/ 李小群主编. —北京：中国医药科技出版社，2014.3
（养生大讲坛）

ISBN 978-7-5067-6574-9

Ⅰ. ①超…　Ⅱ. ①李…　Ⅲ. ①按摩疗法（中医）　Ⅳ. ①R244.1

中国版本图书馆CIP数据核字（2013）第319626号

美术编辑　陈君杞
版式设计　郭小平

出版　中国医药科技出版社
地址　北京市海淀区文慧园北路甲22号
邮编　100082
电话　发行：010-62227427　邮购：010-62236938
网址　www.cmstp.com
规格　710×1020mm $^1/_{16}$
印张　13 $^3/_4$
字数　187千字
版次　2014年3月第1版
印次　2015年1月第2次印刷
印刷　北京盛通印刷股份有限公司
经销　全国各地新华书店
书号　ISBN 978-7-5067-6574-9
定价　**39.80元**

本社图书如存在印装质量问题请与本社联系调换

编委会

主　编　李小群

编　委　姬领会　王晓玲　杨　锋

　　　　王　雷　梁　钧　孔彬彬

　　　　杨　玺　王爱玲　张平侠

　　　　朱峰峰

近年来，随着人们生活水平的提高，保健意识的加强，非药物自然疗法的兴起，人们普遍地意识到药物疗法在治疗疾病的同时，存在着不可否认的毒副作用。许多国家正在谋求低毒、无副作用的疗法。自我保健按摩正以它独特的手段，无毒副作用的优点，被人们接受，其防治疾病的范围也在不断扩大。

推拿按摩历史源远流长，盛行于唐、宋，至明初，治疗范围很广，涉及内、外、妇、儿等各科。保健按摩既可保健强身，又可防病、治病，其与气功、太极拳一样，受到人们的普遍欢迎和重视。适合各年龄层次的人进行保健及防病治疗，对亚健康状态者、慢性病患者和中老年人尤为适宜。

该书第一章按摩前小常识，简要介绍按摩的基本手法和常见穴位。第二章按图索骥——据病寻穴，收集了 42 种常见疾病或症状的简便按摩治疗方法。第三章单穴治病一按灵，介绍了常用的 53 个穴位，每穴介绍其渊源、位置、按摩方法及治疗常见病症。第四章介绍了 15 种类型的自我保健按摩方法，以利于人们强身健体，祛病延年。

实践推拿按摩的时间最好相对固定在每一天的某一段时间，可以在睡前或起床后，或其他时间段均可，这样便于形成习惯利于坚持。因为许多慢性病需要按摩治疗的时间段要长一些，需要患者有足够的耐心、毅力，只要你持之以恒的坚持推拿按摩，最终都会有较好的效果。当然，治疗期间，你很快会有不错的治疗反应，也是你坚持下来的很好动力。

这里要再次强调按摩操作时的手法、力度和时间。手法尽量做到动作柔和，用力均匀，快慢一致，并应保持动作和力量的连贯性。每个部位或穴位所进行的按摩时间大约 5 ~ 10 分钟，或以局部微热、皮肤发红、微痛为准。

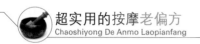

如按揉足三里等穴位，要达到酸胀、串麻等"得气"感为度，微痛以能忍为度。总之，手法操作时要使其达到一定的刺激量，这才是取效的关键。这点犹如古代的针灸针较现代的针粗很多，治疗时刺激量较大，治疗疾病的范围就较广。

从医以来，我一直有这个想法——搜寻挖掘民间实用的按摩方法。在前辈和同道们的帮助下，加上自己身边亲人直接或间接地受益于按摩保健之功效，特地将这些年搜集到的简易按摩方法做一总结，结合自己的点滴体会编成此书。仓促成书，错误之处在所难免，但愿海内同道不吝指教。

编　者

2013 年 11 月

目录 Contents

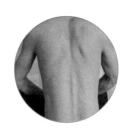

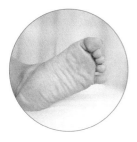

目录 Contents

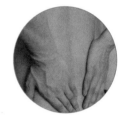

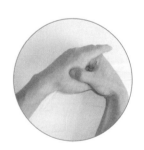

目录 Contents

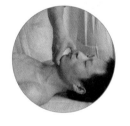
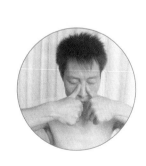

目录 Contents

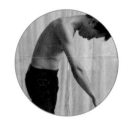

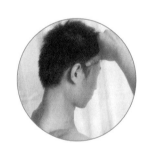

目录 Contents

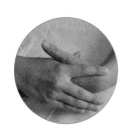
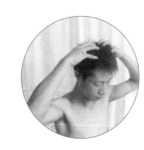

第一章｜按摩前小常识

勿因病小而不治

俗话说得好："衣烂从小补，病从浅中医"。别小看一些不打紧的小毛病，往往是大病的前兆，治疗不及时或者治疗不当则很有可能会引起大病，甚至导致生命危险，比如感冒治疗不当，可引起心肌炎等；在生活中，很多我们看似不起眼的小毛病或不适往往是某些大病引起的，比如有些胃胀，就是由肝癌引起的，好多中晚期肺癌患者仅仅表现为干咳，并且有时对症吃一点镇咳药症状可以缓解一段时间。故而，对于小病，我们绝对不能掉以轻心，一定要在早期进行判断，以便及早诊治。

不过，话说回来，偶尔得点儿小病对我们身体来说也不都是坏事，比如感冒，每患一次感冒，人体免疫系统就会产生一次干扰素，以保护正常的细胞不受病毒侵袭，同时人体的免疫系统还可以摧毁畸生癌变的细胞，使癌细胞分裂速度减慢，减少癌症发生机会；患有腹泻等感染性疾病之后，均能应激性地调动人体免疫系统，提高机体免疫细胞对非正常细胞的识别率。相反，常见一些过度健康的人，几年甚至几十年身体好得连感冒都不得，可一旦患病，很有可能就是肿瘤，就是癌症。因为一个人的身体过分健康，什么小病也不得，在这种情况下，身体的免疫系统就会处于"休眠"状态，一旦有细胞恶变，免疫识别功能不能及时发挥，就很容易患肿瘤。所以"小病是福，过分健康容易患肿瘤"的观点有时是正确的。

治疗小病，方法很多，不过，按摩是其中最简单有效的一种。

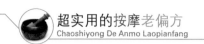
按摩浅谈

中医认为，通过经络穴位按摩，可强身健体百病不生。这是因为穴位按摩可疏通经络、调节人体功能、平衡阴阳，进而达到防治各种常见小病、延年益寿之功效。需注意的是，不同的穴位按摩具有不同的功效。

简单地说，按摩是指用手或肢体其他部位，按照各种特定技巧的动作作用于患者体表的特定部位或穴位操作的一种方法。它是一种古老的防病治病养生术。医学按摩是以中医的脏腑、经络学说为理论基础，并结合西医的解剖和病理诊断，而用手法作用于人体体表的特定部位以调节机体生理、病理状况，达到理疗目的的方法，从性质上来说，它是一种物理治疗方法。

一、按摩的历史

按摩在中国的历史源远流长，《史记》上曾记载先秦名医扁鹊，曾用按摩疗法治疗虢太子的尸厥症。秦代至今已有两千多年，可见按摩很早就在为中华民族的健康事业服务了。中国最早的按摩专著，当推《黄帝按摩经》（十卷，见《汉书·艺文志》），可惜早已失传。但现存的古典医书《黄帝内经》在许多地方谈到按摩：如《血气形志篇》、《异法方宜论》等。古代很早就已掌握用按摩疗法来治疗肢体麻痹不仁、痿证、厥证、湿证和寒热等证。

按摩，又被称为推拿，古称按硗（指按摩矫捷，舒畅筋骨）、案杌（案，通按；杌，通玩。案杌，即按摩）等，是我国劳动人民在长期与疾病斗争中逐渐总结和发展起来的一种中国最古老的医疗方法。

在春秋战国及其之前时期，《庄子》、《老子》、《旬子》、《墨子》等著作也提到了锻炼及自我按摩的方法。《周礼疏》中记载的扁鹊治愈虢太子尸厥的医案，不仅说明这种综合性治疗产生的奇特效果，而且说明按摩在临床应用中的重要作用。

在三国时期，开始形成按摩与导引、外用药物配合应用的方法，出现膏摩、火灸。名医华佗曰："伤寒得始，一日在皮肤，在膏摩火灸即愈。"他还根据虎、鹿、熊、猿、鹤的动作，创造了最早的按摩导引术——五禽戏。

魏、晋、隋、唐时期，国家设有按摩科，又相应建立了按摩医政。《隋书·五官志》中有按摩博士 2 人的记载，在这一时期，已经基本上形成了系统的按摩疗法。

宋、金、元时期，按摩疗法得到了进一步的发展。

到了明代，许多按摩专著相继问世，以小儿推拿方面的专著居多，如中国现存最早的小儿按摩书籍《小儿按摩经》、《小儿推拿方脉活婴秘旨全书》及《小儿推拿秘诀》等。

清代，"崇儒尊道"的封建礼教占据统治地位，认为按摩"有伤大雅"，遂使按摩术遭到政府的冷落。但由于按摩疗效显著，故在民间仍有发展，特别是小儿推拿比较盛行。这一时期出现了大量的小儿推拿专著，如熊应雄的《小儿推拿广意》、骆如龙的《优科推拿法》、钱怀村的《小儿推拿直录》、张振钧的《厘正按摩要术》、夏云集的《保赤推拿法》等。

1949 年以后，全国各地办起了按摩推拿学校、按摩专科医院。按摩推拿的治疗范围包括内、外、妇、儿、五官等各科疾病。同时还开展了按摩作用和治病机制的初步研究，以及按摩推拿历史文献的整理工作，出版了《按摩疗法》、《中医推拿讲义》、《中医按摩学简编》、《中医按摩脏腑图点穴法》、《新推拿十八法详解》等按摩专著。

20 世纪 70 年代末，中医的发展得到进一步重视，其中按摩教育和医疗机构也纷纷建立或恢复。上海、北京、河南、陕西、山西等省市相继恢复兴办了按摩学校，一些中医院校也增设了针推系，培养了数以千计的按摩人才。20 世纪 80 年代，长春大学、南京中医药大学、新疆中医学院、北京联合大学相继开办了盲人按摩大专班和本科班。20 世纪 90 年代，中国残疾人联合会成立了中国盲人按摩中心，对盲人保健按摩和医疗按摩实施规范化行业管理。

二、按摩的分类

按摩简单易行，不需要什么特殊设备，且疗效显著、无副作用、经济

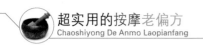

实惠。

（1）根据其作用主要分为保健类按摩、休闲类按摩和治疗类按摩三大类。

保健类按摩：主要目的是恢复肌肉神经活力，摆脱亚健康状态，提振精神。典型的有中式按摩、日式指压按摩、泰式按摩、足部按摩等。

治疗性按摩：主要是治疗一些肌肉神经的损伤。典型的有中医推拿手法、整骨按摩等。治疗性按摩对技师的专业知识和操作技能要求较高。

休闲型按摩：主要强调对人体精神的放松，除按摩手法外，还强调人对视、听、嗅等感觉氛围的整体影响，通过柔和舒适的装潢、灯光，优美的音乐和清新芳香的空气，营造一种高雅舒适的氛围，是欧美国家成功人士和商务活动的首选，典型的有欧式精油按摩。

（2）从内容上分，可有医疗按摩、保健按摩、运动按摩三种。

医疗按摩：又称推拿疗法，是中医外治疗法之一，也是人类最古老的一种主要应用按摩以达到治病目的的物理疗法。除治疗外科病（即伤科按摩）外，还可治疗内科疾病（妇科、内科、儿科等），对于多种慢性疾病、功能性疾病、发育性疾病等疗效甚好。目前从事医疗按摩的主要是中医院下设的按摩理疗科以及盲人按摩医院或诊所。

保健按摩：是指医者运用按摩手法，在人体的适当部位进行操作所产生的刺激信息通过反射方式对人体的神经体液调整功能施以影响，从而达到消除疲劳、调节体内信息、增强体质、健美防衰、延年益寿的目的。保健按摩施术手法很多，如常用的表面按摩法，颈部揉捏法，棉布摩擦法，背腰部的叩击法、拍打法，四肢抽抖法等，它的动作轻柔，运用灵活，便于操作，使用范围甚广。不论男女老幼、体质强弱、有无病症，均可采用不同的施术手法进行保健按摩。

随着市场经济的发展和人们物质生活水平的逐步提高，以及人们对身体健康的要求，各种保健按摩服务行业应运而生，如国内的保健按摩、小儿保健按摩、美容按摩、减肥按摩和足部按摩等，国外的旅游按摩、情景按摩、宠物按摩等。

运动按摩：运动按摩是以调整和保护运动员良好的竞技状态，增进和发展运动员潜在体能，达到取得优秀运动成绩的目的。

三、按摩的优点

按摩的优点很多，容易学习，操作简便，经济实用，还可代替药物。比如有些患者使用按摩后，可使精神振奋，起到兴奋神经的作用。舒缓柔和的按摩也可使患者安静下来，起到镇静剂的作用。

由于按摩有利于循环系统和新陈代谢，对于一般慢性病或身体过度虚弱的患者，是比较安全可靠的。对于不便吃药的孩子，按摩可增强小儿体质，起到预防保健作用。对于某些复杂疾病，还可配合针灸、药物治疗。但是，对于一些急性的或高烧的传染病，或脏器有病变，如伤寒、肺炎、肺结核等，按摩只能起辅助作用。对于患有肿瘤，急性化脓性阑尾炎、肠穿孔、胆道蛔虫引起的胆囊炎等患者，应速去医院急诊，此时绝不可单一应用按摩法来治疗。

四、按摩的适应证

按摩治疗的范围广泛，在骨伤科、内科、妇科、儿科、五官科以及保健美容方面都可以适用，尤其是对于慢性病、功能性疾病疗效较好。

1. 骨伤科按摩学

治疗范围包括上肢部伤筋（肩周炎、肱骨外上踝炎、腕关节扭伤、桡骨茎突狭窄性腱鞘炎等），脊柱部伤筋（落枕、颈椎病、胸椎小关节错缝、胸胁迸伤，急性腰扭伤，慢性腰肌劳损，腰椎间盘突出症，腰椎后关节紊乱症等），下肢部伤筋（梨状肌综合征、膝关节骨性关节炎、踝关节扭伤、跟痛症等）等。

2. 内科按摩学

治疗范围包括心脑系病症（失眠、中风后遗症等）、胃肠系病症（胃痛、泄泻、便秘等），肝胆系病症（胁痛等），其他病症（头痛、口眼㖞斜、青少年近视、儿童弱视、儿童多动症、儿童自闭症、儿童抽动症、焦虑症、忧郁症等）等。

3. 妇科按摩学

治疗范围包括月经病（月经不调、痛经），带下病（白带过多），产后病

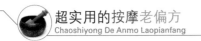
（乳痈等），妇科杂症（乳腺小叶增生、更年期综合征）等。

4．儿科按摩学

治疗范围包括感冒、发烧、咳嗽、厌食、疳积、呕吐、腹泻、便秘、遗尿、夜啼、肌性斜颈等。

按摩时的注意事项

一、基本要领

1．**身心放松**　接受按摩时要心平气和，全身不要紧张，要求做到身心都放松。

2．**集中注意力，调匀呼吸**　是按摩施术者和使用按摩方法实施自我按摩者必须要做到的。在自我按摩时，只有在注意力集中、呼吸均匀的情况下才能细心体会到机体在实行了自我按摩后的反应、变化，从而及时调整按摩手法、力度、频率等等，以收到预期的效果。在给他人使用按摩方法进行补益时，施术者更要集中注意力，仔细观察和了解被按摩者的感受及机体的反应以调整和改变自己的手法。不可边按摩边聊天说笑，也不可按按停停，或随意中断治疗去做别的事，而是要精力集中，连续完成预定的全部程序，以确保按摩的效果。

3．**循序渐进，坚持不懈**　在养生保健方面，无论是运动养生，还是饮食养生都有个持之以恒的问题。按摩治疗亦是如此，也需循序渐进、持之以恒，方能取得理想的效果。如果三天打渔，两天晒网，或一曝十寒，是不可能收到好的治疗效果的。

例如摩腹，如果从来没有做过按摩的人，一开始要认真地摩一二百遍还是很累的。因此，开始时用力可小一些，摩的次数少一些，以后再逐渐增加。另外，按摩一段时间后，补益的效果可能不明显，或开始效果明显，以后并不十分明显，因此有的人就丧失信心，这是不可取的。其实按摩补益与饮食补益等其他补益方法一样，有的能立竿见影，有的则需要相当长的时间。按摩补益健身，则更需要长期坚持，持之以恒，有的甚至要终生坚持，才能达到健康长寿的目的。

4. 时间适当，早晚尤佳 按摩具有简便、有效的特点，如能选择适当的时间，将会收到更好的效果。无论是自我按摩，还是家庭成员之间的相互按摩，一般均宜安排在早晚进行，效果尤佳。一是一般白天要工作，时间较紧，而早晚，尤其是晚上时间相对宽裕，有利于集中精力静下心来实施按摩；二是因为历代养生家认为，早晨是阳气生发之时，此时实施自我按摩可以外引阳气，振奋精神。晚上按摩则有利于消除疲劳，促进睡眠，提高睡眠的质量。

5. 因人而异，适度进行 在实施按摩时，要按照轻缓为补，重急为泻的总原则，并要根据自身或被按摩者的体质等情况，确定按摩的手法、力度和持续时间。如对年老体弱、久病体质较差者，按摩时手法要轻，同时用增加按摩次数和延长按摩时间等方法以达到预期的效果。对于身材高大、肥胖者，手法则要重，用适当加重手法的办法，以防力度过小收不到效果。

6. 使用介质，防止损伤 按摩时，对一般人而言，由于手法较轻，不会引起局部皮肤损伤。但对于皮肤干燥的人、老年人和皮肤娇嫩的婴幼儿，则要使用麻油、按摩膏、爽身粉等介质，以防损伤局部皮肤。

7. 避风保暖 无论是自我按摩，还是家庭成员间的相互按摩，都要注意选择温暖无风的舒适环境。若在冬天按摩，更要注意施术时先将双手搓热再进行；夏天按摩，不可将电扇、空调的风直对被按摩者。

二、按摩的禁忌

按摩适用绝大多数人，但对于某些特定的患者和部位，是不能进行按摩的。

（1）皮肤病的病变部位及水火烫伤等所致的皮肤损伤部位，严禁按摩。

（2）凡患有血液病及有出血倾向者，严禁按摩，以防引起出血。

（3）凡久病及严重的心、肺、脑病患者，胃、肠穿孔患者，癌症患者，高龄、体质极度虚弱者不能按摩，以防发生危险。

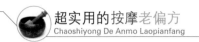
（4）凡在极度疲劳或醉酒的情况下及精神病患者不能配合者，也不能按摩。

（5）患感染性疾病，如骨髓炎、骨关节结核、严重的骨质疏松症及急、慢性传染病患者的传染期，不能按摩，以防感染扩散，破坏骨质或感染传染病。

（6）一般认为脊髓型颈椎病禁忌按摩及手法治疗，我们在临床上可以见到，有相当一部分脊髓型颈椎病的病人，因接受手法推拿按摩，特别是重手法的颈部推拿治疗后，病人症状加重以致四肢瘫痪，即使接受手术治疗也难以恢复到比较良好的状态。

按摩手法

按摩的手法有许多种，常用的按摩手法有推法、按法、摩法、揉法、捏法等等。但是对于初学者来说，一定要选对正确的按摩手法，因为不同的按摩手法，所产生的刺激作用是不一样的；不同的按摩手法，治疗作用也不一样。

中医学上，疾病有虚实之分，"虚"是指机体的功能低下，"实"是指机体的邪气聚集。而不虚不实的状态就是健康了。

针对疾病的虚实，按摩选用推法来治疗虚证；选用按法、揉法治疗实证。所以说，在治疗疾病时，一定要注意手法的选择，选错手法，就会出现病症恶化的结果。

一、推法

用指、掌、拳面等部位紧贴治疗部位，运用适当的压力进行单方向的直线移动的手法称为推法。

常用的推法有平推法、直推法、旋推法、合推法等几种。这里简单的介绍一下平推法。

1. **分类** 平推法又分指平推法、掌平推法和肘平推法。

操作 用拇指指面着力，其余四指分开助力，按经络循行或肌纤维平行方向推进。此法常用于肩背、胸腹、腰臀及四肢部。

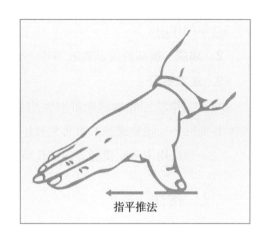

指平推法

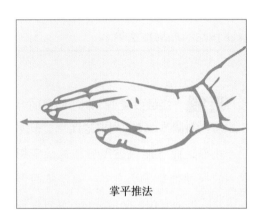

掌平推法

操作 用手掌平伏在皮肤上，以掌根为重点，向一定方向推进，也可双手掌重叠向一定方向推进。此法常用于面积较大的部位。

操作 屈肘后用鹰嘴突部着力向一定方向推进。此法刺激力量强，仅适用于肌肉较丰厚发达的部位，如臀部及腰背脊柱两侧膀胱经等部位。

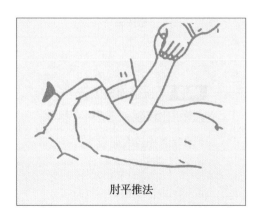

肘平推法

在运用推法时，指、掌、肘要紧贴体表，用力要稳，速度要缓慢而均匀。此种手法可在人体各部位使用，能增强肌肉的兴奋性，促进血液循环，并有舒筋活络的作用。

2. **功能** 推法能促进血液循环，放松皮肤，有利于神经的调节。

3. **注意事项**

（1）用推法加强血液循环时，用力方向一定要遵循肢体末梢再到心脏；缓解疼痛时，一定要遵循心脏再到肢体末梢。

（2）推法用力一定要轻，速度比较快，每分钟约 200 次。

二、按法

是以拇指、掌根或肘尖等在一定的部位或穴位上逐渐向下用力按压的手法。按而留之，不可呆板，这是一种诱导的手法，适用于全身各部位。

1. **分类** 临床上按法又分指按法、掌按法、屈肘按法等。

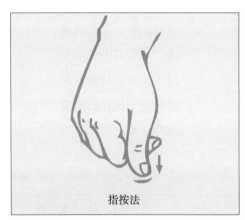

指按法

操作 接触面较小，刺激的强弱容易控制调节，不仅可开通闭塞、散寒止痛，而且能保健美容，是最常用的保健推拿手法之一。如常按面部及眼部的穴位，既可美容，又可保护视力。

操作 接触面较大，刺激也比较缓和，适用于治疗面积较大而较为平坦的部位，如腰背部、腹部等。

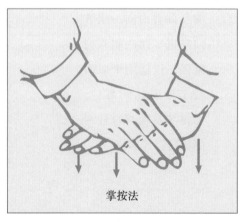

掌按法

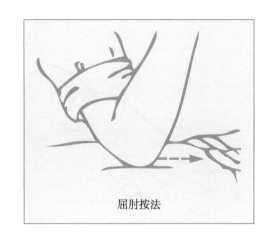

操作 用屈肘时突出的鹰嘴部分按压体表，此法压力大，刺激强，故仅适用于肌肉发达厚实的部位，如腰臀部等。

屈肘按法

按法操作时着力部位要紧贴体表，不可移动，用力要由轻而重，不可用暴力猛然按压。按法常与揉法结合应用，组成"按揉"复合手法，即在按压力量达到一定深度时，再作小幅度的缓缓揉动，使手法刚中兼柔，既有力又柔和。

2．**功能**　按法可抑制机体神经亢进，消除肌肉紧张，去除神经性疼痛。

3．**注意事项**

（1）按法操作时，一定要注意在患者呼气时，逐渐加大力度；在患者呼气时，缓慢减轻力度。

（2）按法用力大小应根据患者的体质、施术部位、病情加以综合考虑。

（3）用指端按压时，用力较轻柔；用掌心、肘尖按压时，用力较大。

（4）速度可以每分钟 10～20 次不等。

三、摩法

用指或掌在患者体表做环形而有节律的轻抚摩动，称为摩法。

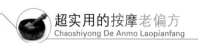

1. 分类 摩法又分为指摩法、掌摩法、掌根摩法等。

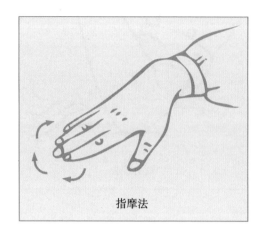
指摩法

操作 用食指、中指、无名指面附着于一定的部位上，以腕关节为中心，连同掌、指作节律性的环旋运动。

操作 用掌面附着于一定的部位上，以腕关节为中心，连同掌、指作节律性的环旋运动。

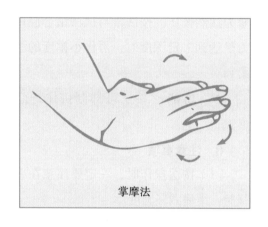
掌摩法

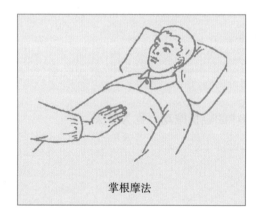
掌根摩法

操作 用掌根部大、小鱼际等力在身体上进行摩动，摩动时各指略微翘起，各指间和指掌关节稍稍屈曲，以腕力左右摆动；操作时可以两手交替进行。

在运用摩法时，要求肘关节自然屈曲、腕部放松，指掌自然伸直，动作要缓和而协调。频率每分钟120次左右。

本法刺激轻柔缓和，是胸腹、胁肋部常用的手法。若经常用摩法抚摩腹部及胁肋，可使人气机通畅，起到宽胸理气、健脾和胃、增加食欲的作用。

2. **功能**　摩法能加强机体血液循环，能祛除寒邪、疏通经络、缓解疲劳。

3. **注意事项**

（1）操作摩法时，按摩者肘关节和腕关节要放松，呈自然状态，尽量做到用力均匀。因为摩法是在肌肤表面操作，活动范围大，时间较长。

（2）摩法用于胸腹部时，用力一定要轻快柔和，每分钟100~150次。如用力缓慢柔和，每分钟可保持在60次左右。

四、揉法

用手掌大鱼际或掌根、手指罗纹面等部位着力，吸定于体表治疗部位上，带动皮肤、皮下组织一起，做轻柔和缓的环旋动作，称为揉法。

1. **分类**　揉法又分为指揉法、鱼际揉法、掌揉法等三种。

操作　用拇指或中指或食指、中指、无名指指面或指端轻按在某一穴位或部位上，作轻柔的小幅度环旋揉动。

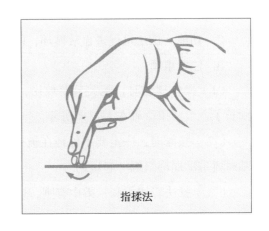

指揉法

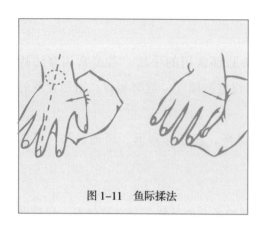

图 1-11　鱼际揉法

操作　用手掌的大鱼际部分，吸附于一定的部位或穴位上，作轻轻的环旋揉动。

操作　用掌根部着力，手腕放松，以腕关节连同前臂作小幅度的回旋揉动。揉法是保健推拿的常用手法之一，具有宽胸理气、消积导滞、活血化瘀、消肿止痛的作用，适用于全身各部位，如揉按中脘、腹部配合其他手法对胃肠功能有良好的保健作用。

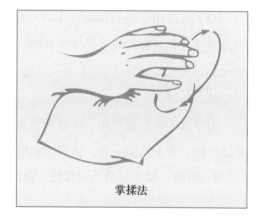

掌揉法

2. **功能**　揉法可促进血液循环，能祛除寒邪、疏通经络、缓解疲劳。

3. **注意事项**

（1）操作揉法时，腕关节要放松，尽量不要选用一个僵硬的姿势，若时间长了，会给按摩者本人带来伤害。

（2）按摩时，一定要不停地在被揉处揉动，千万不要按而不动，而且揉动时要带动局部组织一起运动。

（3）揉法轻快柔和，柔中有刚，速度每分钟 100～150 次。

五、捏法

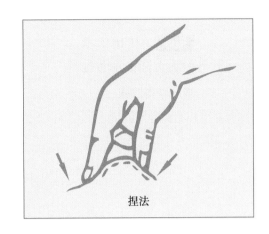

操作　用拇指和其他手指在治疗部位做相对性挤压，称为捏法。

捏法

1. **功能**　捏法能加强机体血液循环，解除疲劳感。
2. **注意事项**
（1）操作捏法时，一定要同时捏住表皮及其皮下组织。
（2）用力一定轻快并且柔和。
（3）尽量用两只手操作、拿捏、双手交替向前移动。
（4）速度保持匀速，力度均匀。

六、擦法

1. **分类**　擦法分为手指擦法、鱼际擦法和掌擦法三种。

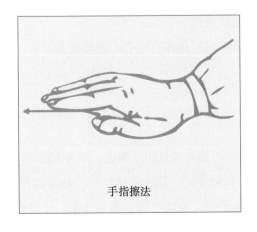

手指擦法

操作　用拇指、示指、无名指和小指的指腹面来回摩擦肌肤。

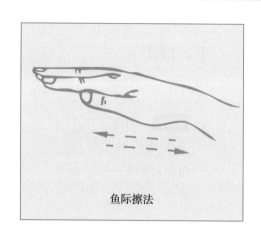

操作 使用手掌的大鱼际或小鱼际来回摩擦肌肤。

鱼际擦法

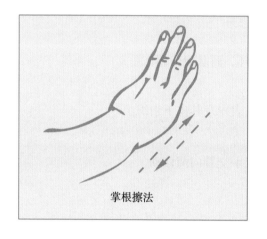

掌根擦法

操作 用手掌来回摩擦肌肤。

2. **功能** 擦法能加强血液循环、祛除寒邪、疏通经络。

3. **注意事项**

（1）操作擦法时，切记紧贴皮肤，直线往返。

（2）按摩者用力一定要均匀，千万不能屏气操作，用力一定要柔和。

（3）速度每分钟 12～15 个来回。

七、击打法

用掌根、小鱼际、指尖、拳背或桑枝棒等器具击打治疗部位，称为击打法。

1. **分类** 击打法可分为拳击法、小鱼际击法、指尖击法、棒击法等。使用击法时用力要快速而短暂，不能有拖抽动作，速度要均匀而有节律。

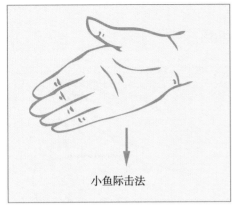

小鱼际击法

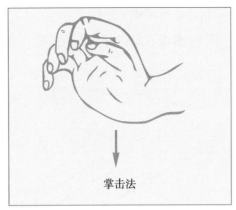

掌击法

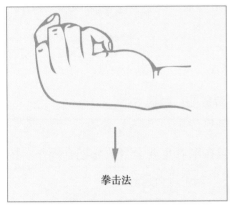

拳击法

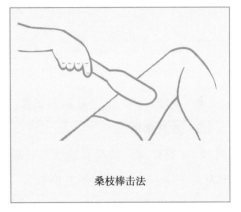

桑枝棒击法

其中拳击法常用于腰背部；掌击法常用于头顶、腰臀及四肢部；侧击法常用于腰背及四肢部；指尖击法常用于头面、胸腹部；棒击法常用于头顶、腰背及四肢部。

2. **功能** 击打法能缓解疲劳，疏通经络气血。因按摩者疲劳时，可用此法稍作休息，同时也能达到按摩效果。

3. **注意事项**

（1）操作时，按摩者腕关节放松，双手可交替进行，也可同时进行。

（2）速度每分钟 150 次左右。

（3）此法多用于头部疾病。

八、拍法

五指并拢，掌指关节微屈，用虚掌拍打；或者五指并拢，用手掌尺侧

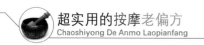
（靠近小手指那侧）拍打。

    1. **分类** 拍法可分为指拍法、虚掌拍法。

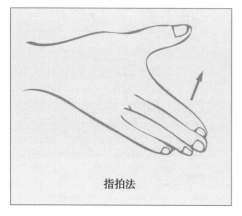

指拍法

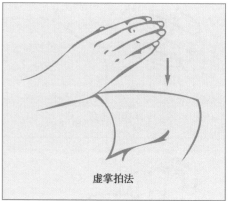

虚掌拍法

    2. **功能** 拍法能消除肌肉紧张，缓解疲劳，疏通气血。

    3. **注意事项**

（1）操作时，按摩者腕关节放松，被按摩者也要全身放松配合操作。按摩者可一只手固定住要拍打的部位，用另一只手进行操作。

（2）用力轻、快、稳，而且要均匀，双手可交替进行。

（3）速度每分钟150次左右。

九、捏脊法

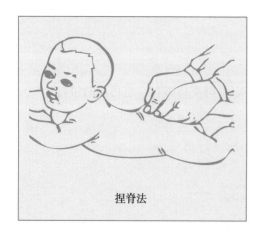

捏脊法

操作 用双手拇指桡侧面顶住脊柱两侧皮肤，以示指、中指按压，且必须与拇指同时用力，逐渐捻动向前移。

1. **功能**　疏通气血，通达经络，祛除邪气。

2. **注意事项**

（1）操作捏脊法时，一定要做到快速，随捏随起，不能多留。

（2）操作时，一般自尾骨端顺脊柱向上移动。用力适当、均匀。

（3）速度匀速，每次操作7遍为宜。擅长治感冒及小儿食积。

十、滚法

操作　用手掌的背面小指侧部在皮肤体表处用力，通过腕关节做屈伸、外旋运动。

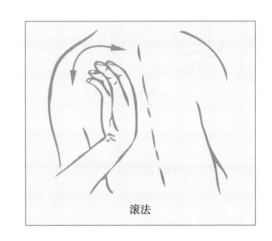

滚法

1. **功能**　能疏通气血，祛除寒邪，通达经脉。

2. **注意事项**

（1）操作滚法时，肢体自然下垂，肘关节向内微屈，腕关节放松，五指微张，手掌小指尺侧面紧贴皮肤。

（2）切记不可有扛肩、腕关节绷紧、手指伸直等动作。因为这样容易使按摩者自身受到损伤。

（3）速度均匀，用力稍大。每分钟50~70次。

十一、点法

用拇指顶端，或中指、食指、拇指之中节，点按某一部位或穴位，具有开通闭塞、活血止痛、调整脏腑功能等作用，常用于治疗脘腹挛痛、腰腿疼痛等病症。

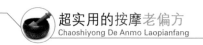

1. 分类

点法可分为拇指点法、屈示指点法。

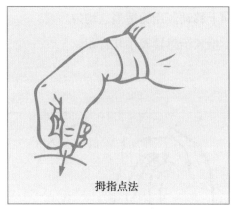

拇指点法

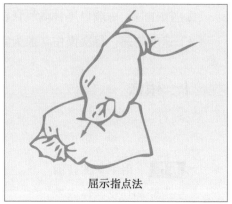

屈示指点法

十二、搓法

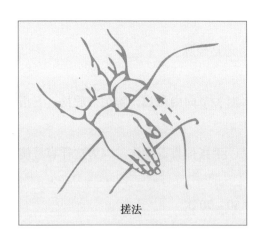

搓法

操作 用双手的掌面或掌侧挟住一定部位，相对用力作快速搓揉，并同时作上下往返移动。本法具有调和气血、疏通经络、放松肌肉等作用，适用于四肢及胁肋部。使用此法时，两手用力要对称，搓动要快，移动要慢。

十三、捻法

操作 一手的拇指和示指指腹，捏住另一手的手指，作对称用力捻动。本法具有理筋通络、滑利关节的作用，适用于手指、手背及足趾。运用时动作要灵活、快速，用劲不可呆滞。

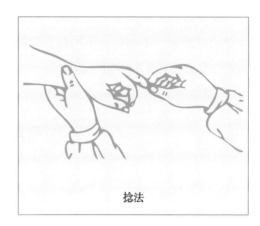

捻法

十四、抖法

是指用双手握住患者的上肢或下肢远端，用微力做连续的小幅度的上下连续颤动，使关节有松动感，可分上肢抖法和下肢抖法。此法具有疏松脉络、滑利关节的作用，常与搓法合用，作为结束手法，使患者有一种舒松的感觉。

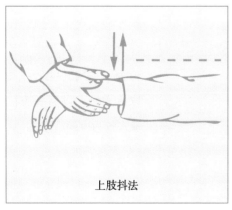

上肢抖法

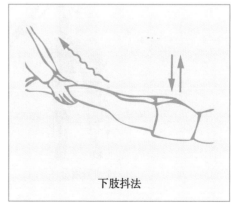

下肢抖法

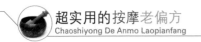

以上介绍的推拿、按摩养生，又称主动推拿，偏重于强身防病，益寿延年。若是医生给患者推拿，则称为被动推拿，主要用于治疗疾病。

推拿具有"简、验、便、廉"的特点，尤其是自我推拿，不受设备、环境等条件限制，不用针、不用药，即能达到祛病强身的目的，很受广大群众欢迎，非常值得人们学习、运用。

常用穴位

（一）穴位选取方法

自我保健按摩的第一步是穴位的选取是否准确，如果选取准确则会事半功倍，否则是事倍功半，甚者会对身体造成不必要的损伤。常用的选取穴位的方法有以下几种。

1. 骨度分寸法

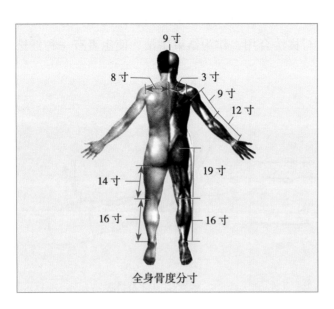

全身骨度分寸

即是将人体不同的部位依据一定的标准规定出长度或宽度，并组合或分成若干等份，每一等份为一寸或几寸的一种取穴方法。以这种方法取穴较为准确。

2. **体表标志法**　是以人体各种体表解剖标志作为取穴的依据。如两眉之间取印堂穴，两乳之间的中点取膻中穴等。

3. **手指比量法**　是以手指的宽度为标准，作为取穴的尺寸。如中指中节两端横纹头之间为1寸，称中指同身寸。拇指指关节的横度为1寸，称拇指同身寸。将食指、中指、无名指和小指并拢，以中指中节横纹处为3寸，称一夫法。

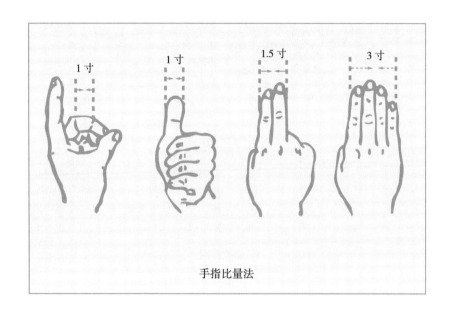

手指比量法

（二）常用穴位定位方法及主治病症

1. **百会**　两耳尖连线与头顶正中线交点。主治头痛，眩晕，休克，高血压，脱肛等（见下图）。

2. **太阳**　在眉梢与目外眦（眼外角）连线中点向后约1寸处凹陷中。主治偏头疼、眩晕等。

3. **印堂**　在两眉头连线的中点。治疗头痛、失眠、眩晕等。

4. **鱼腰**　在眉毛的中心。治疗眉棱骨痛、近视等。

5. **睛明**　在目内眦（眼内角）斜上方眶缘内，距目内眦旁0.1寸。主治一切眼疾。

6. **颊车**　在下颌角前上方一横指凹陷中。当用力咬牙时，在咬肌隆起的

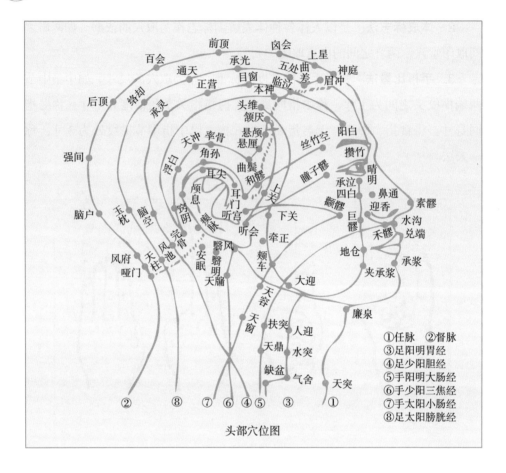

头部穴位图

①任脉　②督脉
③足阳明胃经
④足少阳胆经
⑤手阳明大肠经
⑥手少阳三焦经
⑦手太阳小肠经
⑧足太阳膀胱经

高点处或张口时有个凹陷的地方。主治牙痛、口眼㖞斜等。

7. **迎香**　在鼻翼外缘旁开0.5寸处，当鼻唇沟中。主治急、慢性鼻炎等。

8. **合谷**　位于虎口部（第1、2掌骨之间）靠近第2掌骨之中点处。主治头痛发热，眩晕，面红目赤，咽喉肿痛，牙痛，半身不遂等。

9. **大椎**　正坐头略前倾，于后正中线上，最高的突起即第7颈椎棘突下凹陷中。主治热病，咳嗽，肩背痛，中暑等。

10. **风池**　在项后枕骨下，颈部两侧发际角处，主治头痛，眩晕，颈项疼痛，高血压等。

11. **肩髃**　上臂平举，肩部出现两个凹陷，前边的凹陷即肩髃穴。主治肩周炎、肩臂疼痛、麻木等症（见下图）。

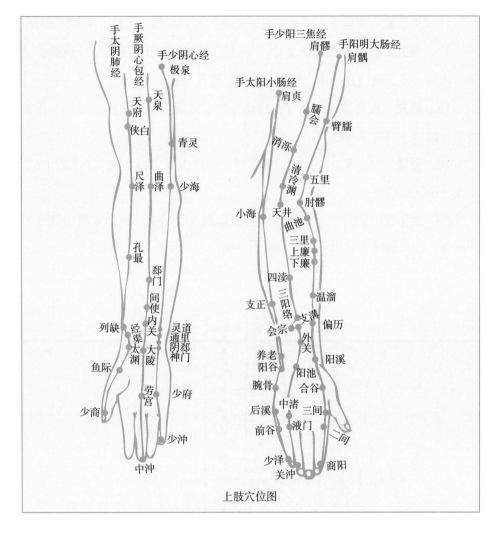

上肢穴位图

12. **肩前** 端坐垂肩，在腋前皱壁顶端与肩髃穴连线的中点。主治肩痛不能上举、上肢瘫痪或麻木。

13. **臂臑** 垂臂曲肘时，在三角肌下端。主治颈项痉挛，肩臂痛等症。

14. **肩井** 在肩上部，当大椎穴与肩最外缘（即肩峰）连线的中点处。主治肩背疼痛、手臂无力、中风等症。

15. **曲池** 曲肘，在肘横纹外侧点与肘尖连线中点，肌肉隆起高点处。主治发热，咽喉肿痛，咳嗽，手臂肿痛，上肢无力等症。

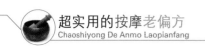

16. **手三里** 曲池下 2 寸处。主治面颊肿痛，牙痛，偏瘫，手臂麻痛等。

17. **内关** 位于腕横纹上 2 寸，"两筋"（桡侧腕屈肌腱与掌长肌腱）之间。主治心慌，胸痛，胃痛，呕吐，失眠，眩晕等症。

18. **外关** 腕背横纹上 2 寸，桡骨与尺骨之间。主治头痛，发热，目赤肿痛，胁痛，肩背痛等症。

19. **劳宫** 位于掌心横纹上，握拳时，中指尖抵掌心处取穴。主治中风，昏迷，中暑呕吐等症。

20. **腰阳关** 俯卧，于后正中线与两髂嵴连线的交点即第 4 腰椎棘突下凹陷中，约与两侧髂棘相平。主治腰骶疼痛，下肢痿痹等症（见下图）。

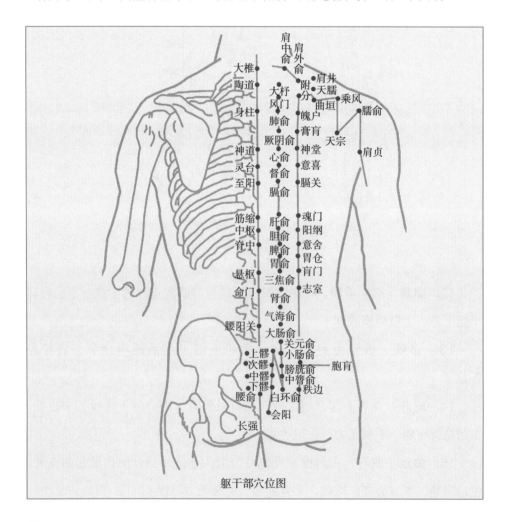

躯干部穴位图

21. **肾俞**　俯卧，在第 2 腰椎棘突下，旁开 1.5 寸处。主治肾虚腰痛等症。

22. **命门**　俯卧，于后正中线，第二腰椎棘突下凹陷处。主治虚损腰痛，头晕耳鸣等症。

23. **腰眼**　在第 4 腰椎棘突下，后正中线旁开 3 ～ 4 寸凹陷处。主治腰痛等。

24. **神阙**　肚脐正中。主治腹痛，腹胀等症。也是常用保健穴位之一。

25. **关元**　又名丹田，仰卧，腹正中线上，脐下 3 寸处。主治虚劳乏力，小腹疼痛等症。是人体重要保健穴位之一。

26. **中脘**　仰卧，腹正中线上，脐上 4 寸处。主治胃痛，腹胀，呕吐等症。

27. **气海**　仰卧，于腹正中线上，脐下 1.5 寸处。主治腹痛，腹胀，女性月经不调等症。

28. **中极**　仰卧，于腹正中线上，脐下 4 寸，即耻骨联合上缘上 1 寸处。主治阳痿，早泄，腹痛，腹泻，便秘等症。

29. **膻中**　于胸骨中线上，两乳头之间。主治咳嗽，心慌，胸闷及乳腺增生等症。

30. **环跳**　在髋外侧股骨大转子最高点与尾骨尖连线的中外 1/3 交点处。主治腰、腿、膝、胫疼痛，半身不遂等症（见下图）。

31. **承扶**　俯卧，在臀横纹的中点处。主治腰、骶、髋部疼痛等症。

32. **膝眼**　屈膝，在髌韧带两侧凹陷中。主治膝关节疼痛，风湿关节炎、骨质增生等症。

33. **委中**　俯卧屈膝，在腘窝横纹中点处。主治各种原因引起的腰痛，髋、膝关节疼痛、屈伸不利，中风昏迷，中暑等症。

34. **足三里**　在膝眼下 3 寸，距胫骨前嵴外侧约一横指处。主治胃痛，腹痛，呕吐，痢疾，泄泻，便秘，消化不良等症。是人体重要保健穴位之一。

35. **承山**　在小腿腓肠肌两肌腹之间凹陷的顶端，当用力伸直足尖，使足跟上提时，肌腹下出现交角处。主治腰背痛、腿抽筋等症。

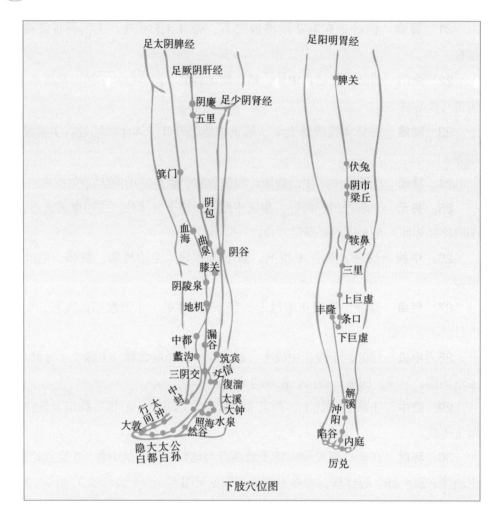

下肢穴位图

36. **三阴交** 在内踝高点直上 3 寸，胫骨内侧面后缘。主治月经不调，痛经等症，为妇科常见病的特定治疗穴位之一。

37. **解溪** 在足背与小腿交界的踝关节横纹中央，两筋（拇长伸肌腱与趾长伸肌腱）之间。主治头痛，眩晕，腹胀，便秘等症。

38. **涌泉** 于足底前 1/3 处，足趾屈曲时呈凹陷处。治疗晕厥，中风，失眠等症，是人体重要保健穴位之一。

第二章 按图索骥——据病寻穴

头疼快按脚趾头

头疼，很常见，有的是胀痛，有的是闷痛，有的是撕裂样痛，有的是电击样疼痛，有的是针刺样痛，还有的是跳动痛或发紧痛，疼痛时有人还出现恶心、呕吐、头晕等伴随症状。

头痛的原因比较多，西医的神经痛、颅内感染、颅内占位病变、脑血管疾病、颅外头面部疾病以及全身疾病如急性感染、中毒等均可导致头痛。中医上头疼的分型更多，比如风热头疼、风寒头疼、风湿头疼、伤风头疼、厥逆头疼、阴虚头疼、阳虚头疼、血虚头疼、气虚头疼、阳明头疼、伤食头疼、伤酒头疼、痰湿头疼、痰火头疼、寒湿头疼、瘀血头疼、肝阳头疼、肝火头疼、肝郁头疼、肝寒头疼、肾虚头疼、肾厥头疼、偏头疼、少阴头疼、雷头疼等。呵呵，看到这么多的病因，也许有人已经开始"头疼"了。

关于头疼的辨证问题，交给大夫去做，生活中，遇到头疼患者，我们可以采用一个简单有效的小偏方来治疗，虽然这个办法也许不能消除出现头疼的根本原因，但是，却可以很快地缓解头疼症状。

脱掉你的鞋袜，用双手同时用力掐、按双脚大脚趾的下部，也就是挨着地的那一面。

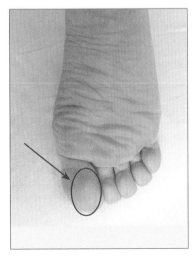

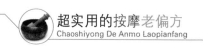
一般情况下，掐按 5 分钟左右，头痛、恶心的症状就会逐渐缓解。这里要注意的是：①全头疼、头顶及头后疼时，左右两个大脚趾都要掐捏；②偏头疼时，根据"左病右取、右病左取"的交叉取穴原则，掐捏对侧的大脚趾。如左侧头疼时掐捏右脚的大脚趾，右侧头疼时掐捏左脚的大脚趾；③头疼特别剧烈的，可以在局部点刺放血。

有一次到一个朋友家做客，刚进家门，就看到一家人正在很着急的给朋友的父亲拿药、拿水、拿毛巾。一问得知，就在几分钟前，素有高血压的老爷子生了点气，这一气可了不得，老爷子的头是胀痛欲裂，大声喊叫，十分难受。于是赶紧和朋友一起脱掉老爷子的鞋袜，然后一人一只脚的用力掐捏大脚趾，一两分钟后，头疼有所减轻，但老爷子还是感觉头疼难忍，这时，让朋友的媳妇找来缝衣服的针，在火上面轻微地烧了一下，就直接扎进大脚趾，一边一针，并使劲的挤血，再看效果，一分钟不到，头疼剧减。

耳鸣烦躁不用怕，揉搓耳朵解决它

耳鸣，普遍存在于中老年阶段。但是近年来，耳鸣的年龄段跨度越来越大，在一些青少年也犯有耳鸣的症状。随着岁数的增长，出现耳鸣的现

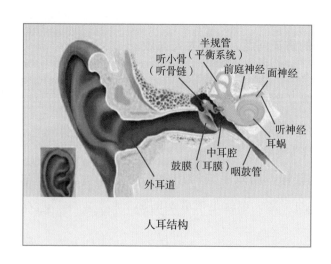

人耳结构

象越来越严重。耳鸣，是一种听觉异常的症状，指一个人在外界无任何音响的刺激下，却主观感觉自身耳内或头内似有如蝉声、流水声、"嗡嗡"声等各种各样频率的鸣响。可发于一侧，亦可发于双侧，或持续不断，或间断发生。它是一种发生和发展都十分复杂的临床上极为常见的症状，通常伴有烦躁、睡眠困难、注意力不集中，严重者可影响工作娱乐和社会交往。

耳鸣可分为传导性、神经（感音）性以及混合性耳鸣。临床上神经性耳鸣更为常见，中老年人的耳鸣多属于这种类型。除了积极药物治疗外，实行耳部按摩手法，可以提升耳部血液循环、刺激听神经，对减轻症状、缓解病情都很有好处。

先用手掌按摩脖子后方，自上而下，充分放松颈枕部肌肉。

1. 梳头抹耳

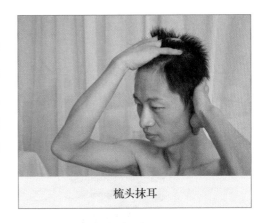

操作 正坐位，按摩者两手十指张开，以手代梳，分别从前额开始经头顶或颞部到枕部作梳头动作。梳到头后部时两掌心分别贴住耳廓后部，两手分别向左右两侧抹耳廓至面颊为 1 次。

梳头抹耳

温馨提示

按摩时两手手指要同时用力，动作轻快，反复进行，每次约 3 分钟或 100 次。

2. 按揉耳周穴位

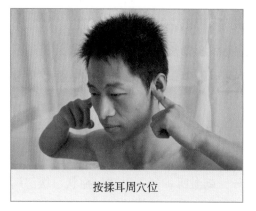

按揉耳周穴位

操作 用两手拇指或食指尖端，分别轻轻的旋转按揉两侧耳道前耳屏的前方（前方有听宫穴、耳门穴、听会穴）和翳风穴（位于耳垂后颞骨乳突与下颌角之间中点处），力度以耳道深处感觉酸胀为佳。

温馨提示

按揉时注意张开嘴，有宣通气血、开窍聪耳之功效，对耳病，尤其是对各种原因引起的耳鸣都有一定的治疗效果。

3. 掩耳鸣鼓（鸣天鼓）

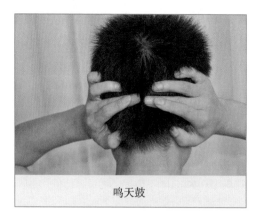

鸣天鼓

操作 患者用自己双手掌心将耳廓从耳后折向前方，并以掌压紧耳背，使示指压在中指上，用力将示指从中指上滑下，以此交替用食指掌侧弹击后耳后枕部发际处。可听到咚咚之声，如击天鼓，也叫鸣天鼓。

温馨提示

此手法是通过改变耳道内压力给予中耳一定的良性刺激，对低音调耳鸣具有良好的治疗作用。早晚2次，每次操作40～100次左右。

4. 揉搓双耳

操作 用双手掌从后向前按压耳廓，用掌心旋转压按并揉搓双耳的耳廓耳垂，反复揉搓1分钟。

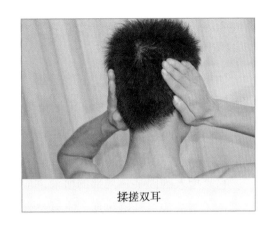

揉搓双耳

温馨提示

　　耳轮和耳垂上有很多穴位和神经反射点，轻柔地按揉使这些穴位反射点得到良性地刺激，有助于耳内环境的改善，促进中耳炎症的消除和辅助内耳神经功能的保持，具有通络活血、安神通耳之功效。

　　以上动作每天早、晚分别做1次。按摩时，根据自己的耐受力，适当掌握速度和压力。每节做完后局部有发热感为好。此外，在耳鸣发作时及时按摩，如此坚持下去定见成效，耳鸣患者不妨一试。

　　需要提醒的是，按摩手法重在辅助调理，对耳鸣、耳聋要彻底查明原因，对症治疗。自我按摩治疗耳鸣所需时间较长，患者一定要持之以恒，才能达到应有的效果，半途而废是没有效果的。长期做才能消除耳鸣，而且还能提高听力，记住一定要坚持。

　　日常生中注意预防耳聋耳鸣的发生，要做到生活规律，睡眠充足，避免过度劳累和情绪波动。戒烟限酒、少饮咖啡及浓茶。节制脂肪类食物和高盐饮食的摄入。远离噪音，减少噪音对听神经的损伤。

　　耳鸣虽然不是什么急症、重症，但是久鸣不仅会妨碍听觉，严重者会影响正常生活。民间有"久鸣则聋"一说，听神经一旦严重受损极难修复。自我按摩耳部具有促进耳部血液循环、刺激听神经和调整中枢神经的作用，对预防耳鸣、耳聋有较好的效果。

脑部供血不足，按摩辅助治疗效果好

如果中老年人经常反复出现头晕、头昏重、头痛的症状，并且还有心烦，耳鸣，急躁易怒，失眠多梦，记忆力减退，注意力不集中，健忘等情况发生，那么，他们可能是患有慢性脑供血不足。

什么是"脑供血不足"？

它是指人脑因某一局部的血液供应不足而引起脑功能的障碍。临床上将脑供血不足分为急性脑供血不足和慢性脑供血不足，它可以引起人的运动神经功能失灵、感觉功能障碍和精神意识失常。常见的症状主要表现为：①头晕，特别是突然感到眩晕；②肢体麻木，突然感到一侧脸部或手脚麻木，有的为舌麻、唇麻；③暂时的吐字不清或讲话不灵；④一侧或双侧肢体无力或活动不灵；⑤与平日不同的头痛；⑥突然原因不明的跌跤或晕倒；⑦短暂的意识丧失或个性和智力的突然变化；⑧全身明显乏力，肢体软弱无力；⑨恶心呕吐或血压波动；⑩整天昏昏沉沉的欲睡嗜睡状态；⑪一侧或某一肢体不自主地抽动；⑫突然但暂时出现的视物不清等。

未病先防谓之神，如果发现自己或者自己周围的人有以上症状出现，在用药物治疗同时，加用按摩之法，效果不错。

1. 揉搓太阳穴

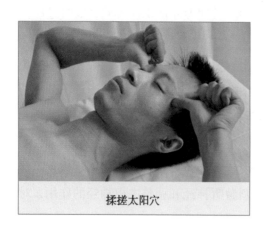

揉搓太阳穴

操作 平躺在床上，用两手拇指的指腹分别压在左右两侧的太阳穴上，用力按揉，逆时针也成，顺时针也成，一次 3 ~ 5 分钟，一天可做数次。

太阳穴，太阳穴在耳廓前面，前额两侧，外眼角延长线的上方，眉梢和外眼角中间向后一横指凹陷处。太阳穴在中医经络学上被称为"经外奇穴"，也是最早被各家武术拳谱列为要害部位的"死穴"之一。少林拳中记载，太阳穴一经点中"轻则昏厥，重则殒命"。西医学证明，打击太阳穴，可使人致死或造成脑震荡使人意识丧失。

不过，《达摩秘方》中将按揉此穴却列为"回春法"，认为常用此法可保持大脑的青春常在，返老还童。当人们长时间连续用脑后，太阳穴往往会出现重压或胀痛的感觉，这就是大脑疲劳的信号。这时施以按摩效果会非常显著。按摩太阳穴可以给大脑以良性刺激，能够解除疲劳、振奋精神、止痛醒脑，并且能继续保持注意力的集中。

中医学认为，按揉太阳穴不但可以治疗头痛、偏头痛、眼睛疲劳、牙痛等疾病，而且还能治疗初期白内障。

现代研究发现，太阳穴处，血管分布非常丰富，经常按揉太阳穴，可以更好地促使头部的血液循环，可以改善大脑供血不足状态。

2. 搓脚心

操作　盘腿而坐，左手握住左脚趾，右手掌面搓左脚心；右手握住右脚趾，左手掌面搓右脚心。一次5～10分钟，一天数次。

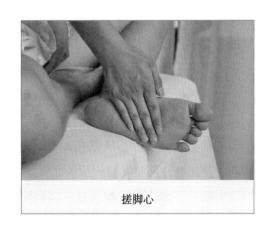

搓脚心

中医认为要想身体健，心与肾就必须相交，而大脑供血不足的症状，更多的属于心肾不交证。脚心中央凹陷处是肾经涌泉穴，手掌心凹陷处是心包经络劳宫穴。手掌搓脚，可以使心肾相交。

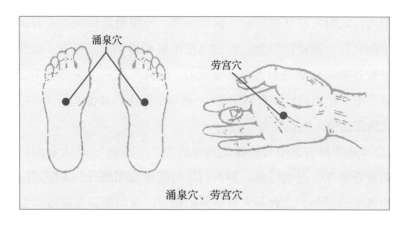

涌泉穴、劳宫穴

睡眠不好不用慌，搓揉耳朵使你睡得香

大家经常说的睡不着觉这种情况，在医学上称为"失眠"，它的主要症状就是指睡眠时间不足，或睡得不深、不熟。失眠可分为以下三种：①起始失眠：是入睡困难，要到后半夜才能睡着，多由精神紧张、焦虑、恐惧等引起。②间断失眠：是睡不宁静，容易惊醒，常有恶梦，中年人消化不良的，常易发生这种情况。③终点失眠：是入睡并不困难，但持续时间不长，后半夜醒后即不能再入睡，老年人高血压、动脉硬化、精神抑郁症患者，常有这类失眠。因失眠的诱因不同，而产生的失眠症状也各有不同，精神因素所致的失眠会出现精神紧张、焦虑、恐惧、兴奋等症状。可引起短暂失眠，精神因素解除后，失眠即可改善。神经衰弱病人常诉说入眠困难、睡眠不深、多梦，而觉醒的时间和次数有所增加，这类病人常有头痛、头晕、健忘、乏力、易激动、易兴奋，同时又易疲劳等症状。

失眠，好多成年人都有过，轻则影响人们正常的生活、工作、学习，重则可诱发心慌胸闷、头晕头痛、中风病等，顽固性的失眠，不但给病人带来严重的心理影响，而且还会出现病人对安眠药的依赖，因依赖而长期服用的安眠药又会引起医源性疾病。

有些失眠不好治，但有些治疗起来却很简单，这里我给介绍大家一个小偏方，就是晚上临睡前用双手搓揉两个耳朵，由前向后也可以，由后向前也可以，直至两耳发热，依次揉搓双耳的耳廓、耳垂，左右双耳反复揉搓数分钟。揉搓力度以双耳皮肤滑动不痛为度。注意揉搓时要轻柔，不要太粗暴。一般情况下，等双耳特别热的时候，睡意就有了，不过，不要就此罢休，还要继续再搓揉几分钟，等实在支持不住想睡之时，就躺下去，第二天，你会发现自己昨晚睡得很香。

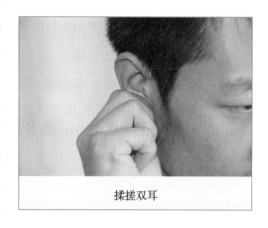

揉搓双耳

　　这个方法简单实用，曾经遇到一位六十有八的老者，长期失眠。他使用这个方法后，长期睡不着觉的问题竟然解决了。

胃火牙痛真要命，快找内庭穴来救

　　经常见到同事或朋友感叹"牙痛不是病，疼起来真要命"，再问，晚上吃的有些多，或者最近朋友聚会，火锅频繁了些，噢，原来是胃火牙痛，于是，我就告诉他们：虽然"面口合谷收"，牙痛，按揉合谷穴能立刻见效，若不除根按摩内庭穴，则祛热、祛胃火效果非常好，凡是胃火引起的牙痛都可以按摩内庭穴。

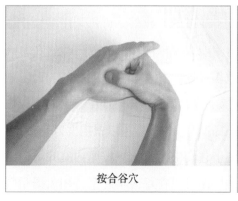

按合谷穴

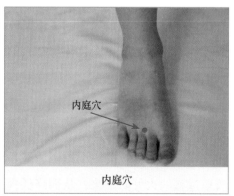

内庭穴

内庭穴

内庭穴具有清胃泻火、理气止痛的功效，可以说是热证、上火的克星。这么好的穴位，不用打针吃药就可解决问题，那究竟在哪儿？其实很简单，内庭穴位于足背第2、3趾间，趾蹼缘后方赤白肉际处。取穴时，正坐垂足或仰卧位，在第2跖趾关节前方，第2、3趾缝间的纹头处。平时也可多用指端按压此穴清泄胃火，按压时，以一侧拇指的指端按住此穴，稍用力按压，以酸胀感为宜，每侧1分钟，共2分钟，每天坚持按摩。

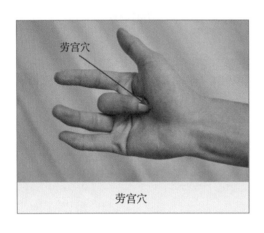

劳宫穴

劳宫穴

此外同劳宫穴一起按摩，效果则更佳。劳宫穴在手掌心第2、3掌骨之间，握拳屈指时中指尖指向的地方即是。它能祛热除口臭，所以清热泻火也是它的一大功能。临床上也常用它来治疗由于身热或者内热引起的口疮、口臭，效果突出。

当然，按摩内庭穴还可治其他疾病。

1. **治消化不良**　很多人一上了年纪，消化功能就会大大减退，出现消化不良、不爱吃东西、腹胀、排便困难等症状。这时若能通过按摩内庭穴来改善，也是一个不错的办法。

2. **祛痘痘**　经常按摩内庭穴还可以改善因胃火大引起的痘痘问题。如果您想让痘痘快点儿消失，除了不要吃过于油腻的食物外，可每天用手指指端按压内庭穴，力量要大，依据个人的承受能力，以能接受为度，最好在每天早上7~9点的辰时（胃经当令）按摩效果最佳。

3. **抑食欲减肥**　一般来说，胃火大的人比较能吃，消谷善饥，这样也容易引起肥胖。你若想通过抑制食欲来控制体重，仍旧可以找内庭穴来帮忙。内庭穴能抑制食欲的主要原因，还是在于它能够泻胃火。按摩内庭穴可以将胃里过盛的火气降下来，从而降低食欲。你可以在每天早晚坚持用大拇指轻轻揉动此穴 100 次，以有酸胀感为宜。

　　说了这么多怎样判断自己胃火的大小呢，一般说，口臭、胃酸、便秘多是胃火惹的祸。所以说如果你同时存在口臭、胃酸、便秘这几个问题，就可以确定是有胃火了。这时除了按摩内庭穴外，还可采用针刺疗法针刺内庭穴，则有很好的祛胃火功效。

　　有一次我们三家人约好了去吃饭，到了山上，坐下，开吃之时，一个朋友说自己的牙疼，不能吃东西，我让他伸出舌头，舌质红，苔黄厚，知其实因胃火所致，因正值夏季，于是，让朋友脱掉凉鞋，然后我也脱掉鞋子，用脚后跟对着朋友"内庭穴"处踏下去，只听见"哎呦"一声，朋友双手抱脚，以防再出意外。看看其他人的表情，近乎于呆愣之状。

　　"牙还疼吗？咬咬看。"我说。

　　"不疼了，不过你也太野蛮了吧，哪有这样治病的。"

　　"来吃饭吧。"

　　"呵呵，能吃东西了，敢嚼了。"朋友说。

自我按摩治慢性咽炎

　　咽炎，我们都不陌生，它的主要症状就是咽干、咽痛和咽痒。它是咽部黏膜下组织的炎症，常为上呼吸道感染的一部分。依据病程的长短和病理改变性质的不同，咽炎可分为急性咽炎和慢性咽炎两大类。急性咽炎是咽黏膜并波及黏膜下及淋巴组织的急性炎症，常继发于急性鼻炎、急性扁桃体之后或为上呼吸道感染之一部分。慢性咽炎是咽黏膜慢性炎症，以咽部不适，发干、异物感或轻度疼痛、干咳、恶心，咽部充血呈暗红色，咽后壁可见淋巴滤泡等为主要临床表现。

　　用按摩法来治疗慢性咽炎，效果确切，不过，一定要持之以恒。

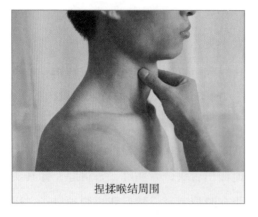

捏揉喉结周围

操作 姿势可以取坐位或卧位，用你的示、中指双手指或手掌部轻轻上下抚摸脖子前部，然后用拇指与示、中指对捏、按揉喉结周围，力量无需太大，能让喉部发热即成。

温馨提示

每天 2 ~ 3 次，每次 15 ~ 20 分钟；可在看电视时或平躺时，可边休息边按摩。一般来说，按摩两个月或半年，咽部疼痛、干热的症状就会消失，早晨也不会吐痰了。

对于慢性咽炎之病，预防很关键：①预防咽喉炎发作要在咽喉炎的急性期到医院及时治疗；②预防咽炎发作要积极治疗鼻、口腔、下呼吸道疾病，包括牙痛；③生活上勿饮烈性酒、勿吸烟，饮食时避免辛辣，酸等强烈调味品；④改善工作生活环境，结合生产设备的改造，减少粉尘、有害气体的刺激。生活起居有常，劳逸结合。及时治疗各种慢性疾病，保持每天通便，清晨用淡盐水漱口或少量饮用（高血压、肾病者勿饮盐开水）；⑤预防咽喉炎发作要适当控制用声。用声不当，用声过度，语速过快，长期持续演讲和演唱对咽喉炎治疗不利。

口腔溃疡很痛苦，按摩巨阙解忧愁

口腔溃疡是一件让人十分烦心的事，吃不好，喝不好，说话都费劲。医生一般的应对方法就是吃核黄素，也就是维生素 B_2。但按常规剂量每天分 3 次吃 6 片维生素 B_2，患者大多效果不明显，溃疡愈合时间很长。有人就大剂量口服维生素 B_2，效果是有了，病情很快好转，但是药三分毒，谁也不敢担保大剂量药物会不会造成身体功能的紊乱？

尽管从实际效果看，这样吃确实管用，但不推荐大家使用此法。

李先生前一段时间可被口腔溃疡害苦了，他去看医生，又是喷冰硼散，又是贴地塞米松粘贴片，效果都不好。口腔溃疡隔个把月就犯一次，饭也吃不下，觉也睡不好。后来他找到一家中医诊所就诊时，医生认为口腔溃疡很多都是由于心火旺盛造成的。中医说舌为心之苗，当心火旺盛时，当然会在口腔内和舌头上有所反应。医生给他采用了按摩巨阙穴法治疗口腔溃疡，连续每天按摩巨阙穴 10 分钟，坚持了 2 个月，就没再复发。

巨阙穴位置在心口剑突骨尖垂直向下 2 寸地方（骨尖下约三指并拢的距离，肚脐上 6 寸处），主清气上升、浊气下降。最好是晨起、睡前时用拇指或中指辅以食指尖按揉此穴位，压力稍重一点，以微感酸痛为宜，每次 10 分钟即可，以穴位按后局部发热为佳。

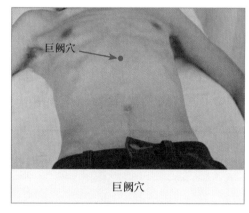

巨阙穴

另外有人介绍自我按揉合谷穴至阳溪穴一线治疗口腔溃疡，效果也很好。

操作方法是，用另一只手的拇指指腹按揉合谷穴，一边按揉一边向手腕方向移动，到手腕的这个点叫做阳溪穴。（合谷，在手背第 1、2 掌骨间，当第二掌骨桡侧的中点处。手阳明大肠经的原穴）。

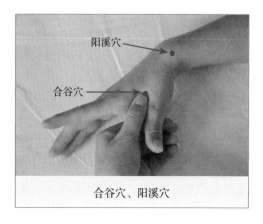

合谷穴、阳溪穴

操作 拇指腹在合谷至阳溪的连线上打圈按揉，力度不宜过大，速度稍快。口腔溃疡患者在合谷和阳溪中间有一个点特别敏感，轻压即痛。在这个敏感点，可以多揉按。

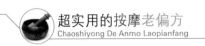
复发性口腔溃疡以口腔黏膜和舌体表面糜烂疼痛为主症，连年反复发作，影响患者的饮食、生活和工作。治疗方法虽较多但只能暂时缓解症状难以阻止其频繁发作。长期应用抗生素、激素可致菌群失调，免疫功能下降，使得口腔溃疡反复发作或加剧难愈。

对于经常反复发作的口腔溃疡，可以用口服或外用云南白药的方法。口服的话，每次 0.75g，每日 4 次。溃疡消失后，每次 0.5g，每日 3 次，服半个月巩固疗效。外用的话，就用云南白药直接涂擦患处，每日 3~5 次，直至溃疡愈合。

咳嗽还有痰，就把脚背按

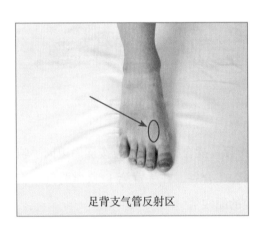

足背支气管反射区

咳痰很常见，但如果给您说，每逢痰堵气道，咳嗽难受，而痰就是不能咳出时，在脚背 1~2 趾间向后（内踝骨）约 4.5cm 处，用拇指按揉大约 10 分钟后，痰就会与支气管壁分离，随便咳一下痰就会出来了。道理很简单，中医认为这里是支气管的反射区，按压下去的酸、麻、胀感觉可以对支气管进行刺激。

如果您感觉十分钟的时间有点长，那么，可以采取两个办法，一是有痰之人平时不咳嗽的时候也进行按揉，这比"临时抱佛脚"要好；二是再加按摩穴位。

1. 足阳明胃经之丰隆穴 按摩丰隆穴对现代人很有作用，不但可以去除高血脂，更可以消除体内之痰湿。故而，有人就说丰隆穴是一个非常重要的化痰穴。如果有人嗓子哑了，自述好像有东西糊在里边，吐也吐不出来，咽也咽不下去，这就是中医上说的气郁痰结，按揉丰隆穴之后，这种现象很快就会消失。

取穴 从腿的外侧找到外膝眼和外踝这两个点，连成一条线，然后取这条线的中点，接下来找到腿上的胫骨，胫骨前缘外侧 1.5 寸，大约是两指的宽度，和刚才那个中点平齐，在此处附近压按，最感酸麻沉重或者痛感明显的地方，就是丰隆穴，每天按压 3 分钟左右。

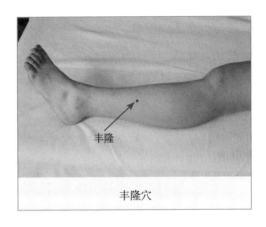

丰隆穴

2. 手太阳小肠经之支正穴 在前臂背面尺侧，尺骨背面纵轴线，腕横纹上五寸就是支正穴。主要用于治疗头痛、目眩、热病、癫狂、脖子僵硬、肘臂酸痛，不过，按揉支正穴对治疗疣瘊效果很好，比如治疗一般的扁平疣，只需按揉半个月的时间，就会看到明显效果。

中医认为，这些疣瘊，都是痰结所致，按揉支正穴，能消除这些痰结，那么对于咽喉部位的痰块，则更能消除。

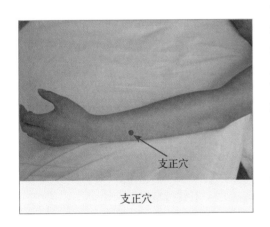

支正穴

经常感冒可不好，按摩鼻子能预防

感冒是日常生活中的常见病、多发病，由于治疗不当，导致很多人感冒之后迁延难愈，或者此次感冒刚好，没过几天，又感冒了。

追寻原因，不仅仅是现在消炎药的滥用，更主要的是感冒后就去输液，而所输之液，其中好多都有激素类药物，此类药物进入人体之后，医生是取其防止过敏或者退烧的作用，但对患者来说，却降低了免疫力。一旦有点风吹降温，其他人没事，可免疫力低的人却会"感冒"。感冒后再输液，所输之液里还有激素类药物，又会降低人体的免疫力，免疫力低，又容易感冒，如此恶性循环，使得很些人要么在感冒中过生活，要么在提心吊胆、害怕再次感冒中度过。

现在，很多聪明人，感冒后就找中医大夫，用点中药，不但见效快，治疗彻底，并且还能增强免疫力，而不是西医用激素类药物降低免疫力。

这里，我们不谈中药治疗感冒的有效方剂，只说一下如何让更多的人远离感冒病症。

在避免激素类药物的更多伤害、平时锻炼身体、合理饮食、情绪不能波动太大等情况下，选用下面这个按摩办法，效果不错。

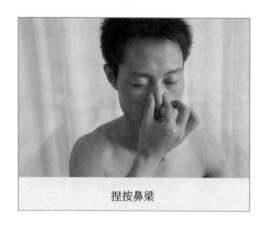

捏按鼻梁

操作 用右手大拇指和食指捏住鼻梁，上下按摩 50 ~ 60 次，上至鼻根两侧。按摩时注意力要集中，手指用力适度，不宜过重过急。

温馨提示

早晚各一次，经常按摩，从不间断，对预防感冒及鼻炎有明显疗效。

我家里人已坚持数年，未有感冒困扰，周围朋友掌握此方法的亦未出现感冒现象。因此我认为，该办法是预防感冒的一个少见良方。

鼻梁就是鼻尖往上一直到两眼中间的部分，鼻根就是两只眼中间的部分。

感冒加重可按这四穴

感冒，是一种常见病、多发病。据调查：3962人中，90.46%的人每年至少感冒一次；其中61.74%的人感冒 1~3 次；18.73%的人感冒 3~5 次，仅9.54%的人从不感冒。

久病成医，现在，普通的老百姓也知道感冒，见到流鼻涕、打喷嚏、发烧、怕冷等就说这个人感冒了。但是，治疗却不尽人意，我在临床上经常能见到许多感冒病人自行用药或是在其他地方用药十几天甚至一个多月还没有治好的情况。

这里，我给大家介绍几个治疗感冒的简单且有效的穴位，以备后用。

流鼻涕时可以按揉迎香穴，不管是顺时针还是逆时针，只要局部有酸胀的感觉，就说明按揉的穴位准确、力道刚好。一般按揉三五分钟后，鼻子就会畅通，鼻涕就会减少。

发烧时，可以按摩大椎穴。大椎穴位于脖子后方一块大的骨头突起的下方，按摩上百次可缓解高烧发热症状。

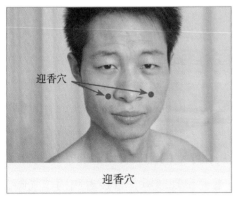

迎香穴

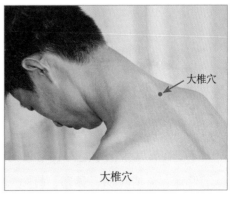

大椎穴

1993 年冬的一天，某市卫生防疫站的一个副站长出现了高烧，用药后体温下降，可没过多长时间又回升，有人在十宣穴进行放血，有效，但效果不明显。找我治疗时体温为 38.7℃，我先在大椎穴处用手掌根摩揉，使局部的皮肤尽量发红发热，然后，用三棱针在大椎穴处连刺三下，只见放出来的血都是紫黑的。5 分钟后，体温开始下降，不到半个小时，体温就降到了37.0℃。嘱其多喝水，并让家人多观察一下病情，看体温是否还会上升。第二天告知，体温正常，未再发烧。

感冒时出现了咳嗽，可以按揉位于肘关节内侧凹陷处的尺泽穴以止咳，右手按揉左侧的，左手按揉右侧的。

感冒时出现了头疼，可以按揉位于颈后枕骨的下缘，距离耳朵后部约两个手指宽的一凹陷处的风池穴，一般按摩 2 分钟后即可缓解头痛。不过，按揉的时候一定要有胀痛的感觉，可不能蜻蜓点水似的轻轻"抚摸"。

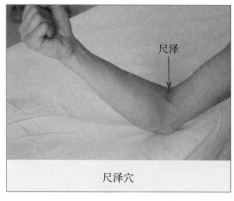

尺泽穴

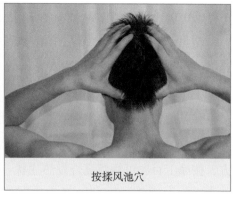

按揉风池穴

哮喘病证不好治，配合自我按摩则相对易

每当冬天来临之际，大多数老年朋友就会出现咳嗽，严重的还会出现喘鸣，这就是我们常说的哮喘。

哮喘在日常生活中是一种常见的疾病，哮喘的症状发作前通常先是眼睛鼻子发痒、流清鼻涕、鼻塞、打喷嚏，继而出现咳嗽，紧接着胸闷、气喘，这是哮喘发作的"三部曲"。医学专家认为，哮喘患者的先兆期是治疗的最佳阶段，然而很多患者往往因为哮喘的早期症状并不明显而错过最佳治疗时机。甚至有些患者治疗时"三天打渔两天晒网"，直至哮喘症状严重了，才到医院去治疗，不但哮喘反复发作不见好，反而越来越严重了。

哮喘的治疗过程很长，一般病人虽然知道"良药苦口利于病"，然而却因"药难喝"而坚持不下来。中医是以人为本的医学，治疗时处处都想着减少人的痛苦，为了哮喘病人的康复，我们在哮喘发作的先兆期应用自我按摩予以防治，临床效果不错。

（1）拿颈项：手掌和五指，像抓一把豆子那样用力提拿颈项部。部位上起头后枕部与脖子交界处，即风池穴水平位置，下至大椎穴两侧，极度低头时后脖子根部最突起的下方凹陷就是大椎穴位置。其旁开一指是定喘穴位置。

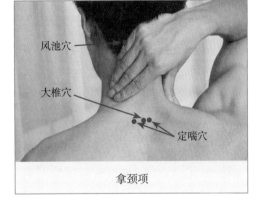

拿颈项

提拿区别于拿东西，要进行一松一紧地边捏拿边上提，而不是拿住不放，以局部微微发热为宜。此法具有预防外感风寒的作用。如果每天做 5~6 次，每次 5 分钟，能有效提高免疫力，防止哮喘加重。

（2）在哮喘急性发作期，按揉一些关键的穴位，再辅助药物，可以有效缓解哮喘发作时出现的喘憋。按揉法主要用拇指在治疗部位上逐渐用力按压后，再作顺时针或逆时针方向的旋转揉动。揉的时候注意按压的力量不可减弱，以局部感觉酸胀微痛为佳。每个穴位按揉 3~5 分钟为宜。方向顺时针或逆时针均可。按揉穴位：天突穴、内关穴、列缺穴、曲池穴。天突穴位于颈部，前正中线上胸骨上窝中央。内关穴位于前臂掌侧正中纵轴线上，腕横纹上 2 寸。列缺穴位于前臂桡侧缘，桡骨茎突上方，腕横纹上 1.5 寸。曲池穴位于屈肘 90°时肘横纹外侧端尾处。

（3）在哮喘缓解期，按揉膻中穴、关元穴、丰隆穴，可以用来强身健体，预防哮喘发作。膻中穴位于胸部，前正中线上，平第 4 肋间，两乳头连线的

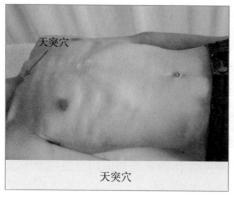

天突穴

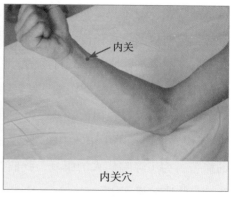

内关穴

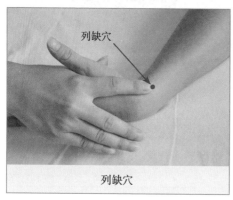

列缺穴

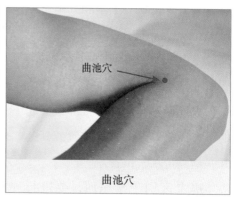

曲池穴

中点。关元穴位于下腹部，前正中线上，脐中下 3 寸。丰隆穴位于小腿前外侧，外膝眼与外踝尖连线中点水平处，距胫骨前缘大约是两指的宽度，和刚才那个中点平齐，这个地方就是丰隆穴。

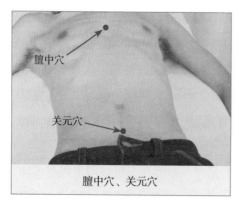

膻中穴、关元穴

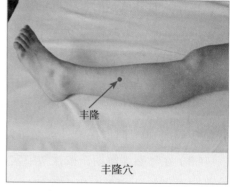

丰隆穴

经常按揉膻中穴，会感到呼吸顺畅。按揉关元穴则能培元固本，增加体内抗炎物质的分泌。按揉关元穴也可以用手掌进行掌揉。按摩丰隆穴一般比按压周围要敏感，会有轻微疼痛感。按揉丰隆穴是专门针对"化痰"这一功效，它是人体治痰的最有效穴位。

（4）用手掌推擦胸肩部及两胁。用手掌附着在治疗区域，进行直线地往返运动。注意操作时，手要紧贴皮肤，压力要保持但是不可过大。擦法速度要掌握在每分钟来回各50次为好，以皮肤发红微热为佳。也可以让患者趴在床上，露出后背，家人协助直擦背部督脉经及膀胱经，用手掌从上向下或从下向上直线擦动，注意要使局部发热发红。

重点横擦肾俞、命门穴部位，背部督脉经及膀胱经主要是从肩膀开始到腰眼，从中间向两边各延伸到肩胛骨内侧缘这样一个宽度的长方形区域。督脉经和膀胱经是人体强壮的重要经络，有很强的补肾作用。需要注意的是，此区域使用擦法，也可使用按揉法。同时家人也可以协助按揉脾俞穴、肺俞穴和定喘穴。定喘穴位于背部，第7颈椎棘突下凹陷，旁开0.5寸。此三穴为背部膀胱经治疗哮喘缓解期的重点应用穴。

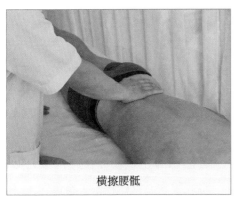

横擦腰骶

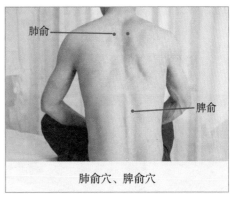

肺俞穴、脾俞穴

哮喘的治疗无论中西医均提倡以预防发作为主，控制发作为辅。建议患者进行体育锻炼以增强体质，并配合服用抗过敏、增强体质的药物。当然，哮喘的治疗，自我防护至关重要：①注意营养饮食，配合每日适量锻炼，健强身体是消除哮喘的首要条件。忌食寒凉发物，如虾、蟹、鱼及有异性蛋白质的食物。减少盐分的摄入量；②最好穿着圆领衣，领口不要过紧但要足以护卫喉咙及前胸。对可能引起患者过敏反应的食物及气味，应尽量避免接触；③严禁纵欲；

④纠正不良作息，早睡早起，戒除烟酒；⑤切勿过度疲劳，避免剧烈活动；⑥平时注意保持心平气和，切勿神经紧张。过度生气、忧郁、兴奋都无好处。

身体虚弱不用怕，可用自身补肾法

一个人身体是否健壮，与肾的强弱有关。中医理论认为："肾气足，百病除"。肾中之元气，又叫元精，是生命的原动力。肾虚则生命力减弱，各种疾病会接踵而来。会因"火力不足"，出现怕冷乏力、腰膝酸软、眩晕耳鸣等症状。肾亏则髓空，髓空则骨软，骨软则腰膝酸麻，牙齿脱落，骨质增生，椎间盘突出，关节炎、颈椎神经痛，甚至出现头晕目眩，耳鸣健忘，反应迟钝，精力下降，脱发皮皱等现象。肾阳虚衰，男人表现为阳痿、早泄、遗精；女人则带下不止，月经不调，痛经，宫寒不孕等一系列症状。

养肾纠虚的方法很多。如多晒太阳，多食热量高和温补肾阳的食品，选服补肾的药品，等等。但从"生命在于运动"这一养生的基本理论出发，通过运动养肾纠虚，是值得提倡的积极措施。

有两种按摩方法可做：

1. 劳宫补肾法

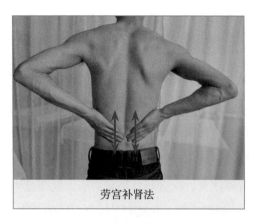

劳宫补肾法

操作 两手掌对搓至手心热后，分别放至后腰部，手掌心向前紧贴皮肤，上下推擦按摩腰部，至局部有热感为止。也可在卧位做完时，将双手掌心紧贴腰眼（肾俞穴），仰卧于床上，5~10分钟后，其热感会逐渐传遍全身。开始时，双掌被腰压住会出现麻胀现象，3~5天后即可适应消除，双腿会感到轻松灵活。

温馨提示

早晚各一遍，每遍约200次。此运动可补肾纳气。

2. 按揉腰眼

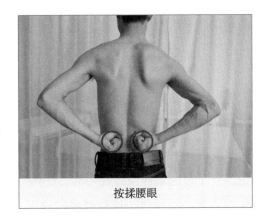

按揉腰眼

操作 两手握拳，手臂往后用两拇指的掌指关节突出部位，自然贴近两侧腰眼部位，向内做环形旋转按揉，逐渐用力，以局部有酸胀感为好。

温馨提示

持续按摩10分钟左右，早、中、晚各一次。腰为肾之府，常做腰眼按摩，可防治中老年人因肾亏所致的慢性腰肌劳损、腰酸背痛等症。

有仙学泰斗之称的胡海牙老先生，其不传之秘"瞬间强肾法"，和此法有异曲同工之效。其方法是：双手握拳，拳心虚空，贴在肾俞穴位置上。然后，双脚随着轻微起踮，利用膝关节的上下抖动进行反复摩擦腰眼部位。双拳不动，身体上下抖动，摩擦腰部，至感觉到腰部轻微发热为止。每次10分钟，一日3次。按摩肾俞穴有直接补肾的功效。中老年人平时动一动，肾气足了，自然腰背也就不弯了。

前苏联有一位生理学家，经过多年的研究发现人的疲劳并不能单纯靠休息来缓解。也就是说休息不是恢复疲劳的最好方法，只能缓解疲劳，并不能补充精力，最好的方法是通过运动来恢复。而我们这个方法，不仅能缓解疲劳，还能在短时间内补足肾气。另外比如说散步、走楼梯、慢跑、打球、瑜伽等运动也有一定的效果。

坚持运用上述按摩法，再加上搓脚心，用小指头提水法的锻炼（手指头有许多神经末梢，联结五脏六腑，例如右小指头通肾，主宰生长、发育、生殖、强壮，开窍于二耳与二阴；左小指头通膀胱，是人体主持水液的代谢，它通肺、通胃、通肾）。常练小指头提水法可以强肾。倘若再添加以膝盖逆时针走路法

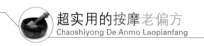

（走圆圈路）及走"猫步"的锻炼，靠你自身练出的功能，就能治好并预防上述的肾亏、肾衰之疾患。

肚子疼痛不要急，后背一提就没事

我们每一个人几乎都有过胃痛、腹痛的经历，那种绞痛像一把无形大手把你肚子里的东西绞拧在一起，一阵一阵的绞榨疼痛，很是难受，每让人回想起来就心有余悸。这种绞痛的成因多是受了风寒，或吃了不舒适的东西，治疗时采用发散风寒或消食导滞之法，不过见效较慢。现在告诉大家一个立刻就能缓解这种绞痛的办法。

小的时候，我身体较瘦，经常会有肚子疼痛，苦不堪言。病在儿身疼在娘心，我的母亲就找遍偏方验方，什么内服的、外用的药方和按揉方法等用的很多，效果倒是有，但都不能立即见效，为此，母亲也一直为我的肚痛很头疼，后来，得到了一个方法，虽然不能除根，患者却能立竿见影的消除疼痛，这就是提脊背法。

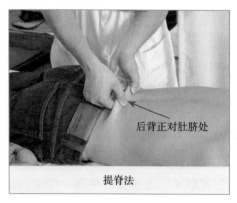

后背正对肚脐处

提脊法

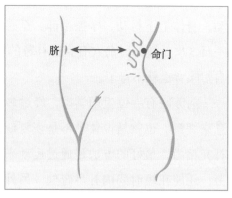

脐 命门

操作 让患者平爬在床，或大人坐在凳子上，让小孩俯卧爬在双腿上，把后背部衣服撩起来，然后，用两手拇指与示指中节桡侧挟捏后腰与肚脐相对应部位（大约在命门穴位置）的皮肤，并向上猛地提起，大多能听到皮下"啪"的一声脆响，肚中的疼痛也应声而解。

如果小孩太小，则大人可用拇指尖与示中指尖来挟捏后腰与肚脐相对应部位两侧的皮肤，向上猛提。

如果第一次听不到"啪"的响声，可重复捏提此处两三次，尽量提起背腰部皮肤使有响声，这样止痛效果良好。

操作　如果经过上述手法提捏患者后背皮肤，没有"啪"的响声，往往当时止痛效果不好，这时可用手指点按脾俞、胃俞和足三里这三个穴位。特别要注意的是在点按这几个穴位时，一定在穴位附近多按压几下，问问患者的感受，目的是寻找穴位附近的压痛点或者异常的结节、经筋，然后再找到的压痛点

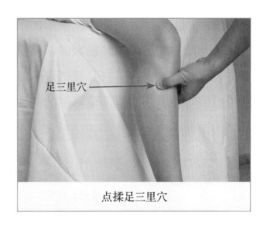

足三里穴

点揉足三里穴

或者异常的结节、经筋处大力按压、弹拨，行较重的刺激则效果较好。

此方法简单好学，没有医学常识的人看一遍也就会了。上中学时，我自己就为几位同学解除过此类肚子绞痛的病苦，甚至一次在大学课堂上，我也用过。

记得当时我们的老师正在上课，突然手捂着肚子，脸上出现了痛苦的表情，但是，还在继续为我们讲课，为师者，父母心也，尽职尽责。可是随着病痛的加重，没过多久，老师就手捂肚子蹲在地上，疼的脸上出汗，口中呻吟。见此情况，好多同学跑上讲台，都想扶着老师赶紧就医，但是，老师背不敢直，因为背直就相当于腹部肌肉展开，更是疼痛加重，这时，我站在老师的背后，让别人把老师的衣服向上撩起，露出腰部的皮肤，找准腰部正对肚脐的两侧的皮肤后，让老师的身体向后稍微伸直一点，然后双手捏住两侧的皮肤，猛然使劲提起，"啪"的一声过后，让老师慢慢站起，疼痛明显缓解了。

后来我在从医的过程中，也多次用此法解救过很多人的痛苦。

在实际应用中，我的体会是此法对胃、肠痉挛性疼痛效果很好，提捏时"啪"的响声越明显者效果越好，真是手到病除，立竿见影。对腹部一些器质

性病变导致的疼痛也有很大的缓解，缺点是止痛效果维持的不长久，缓解程度也不像胃肠痉挛性疼痛那样彻底。虽然对于此类病人，可加按背俞穴和足三里，以增加解痉止痛的力量，但是，最好还是等疼痛缓解后再加服对症的药物以除病根。

最后，要注意的是：①提捏病人背部皮肤时，病人多感到局部皮肤的捏痛刺激明显，这时，提捏者的手指要尽量伸直，不可弯曲掐捏，要尽可能多的捏提背部皮肤，以减轻病人的疼痛感；②对个别较胖的人，腹部较大，皮肤绷得比较紧，不容易将其背部皮肤提起，这时可多用拇指尖与食中指尖来挟捏后腰与肚脐相对应部位两侧的皮肤，向上猛提；③治疗时一定注意治疗环境的保暖。

仙人揉腹调脏腑，祛疴延年消百病

揉腹保健法又称为"仙人揉腹法"、"延年九转法"和"内壮法"，即通过一整套简单有序的轻柔腹部按摩方法，使内脏气血运行通畅，而达到"内气强壮"的目的。本套揉腹法本名"仙人揉腹"法，与一般的局部揉腹方法不同，该方法可以全面打通中、下二焦，联通整个腹部的经络，健身效果非凡，故此得名"仙人揉腹"。

仙人揉腹又称"延年九转法"，据雍正年间长白人颜伟记载："燕台有一位姓方的道人（清代康雍年间著名养生家方开，他是清代安徽新安人）。没有人知道他究竟有多大年纪，同他在一起的人们都说，这位道人与他们的祖父相识，大概是一百来岁的人了。方道人力大无穷，说话声如洪钟。他身高约有七尺，挺拔健壮，推他的身体就像推铁塔一样不可动摇。有人玩笑地要试试他的力气，拿来一根长绳捆在他的手腕上。然后让十多个人用力向后拽这根绳子，一拉手，那十多个人就都被拉向前来；他还能用两个手指钩住两个人，把他们钩起来，离开地面。方道人平时健步如飞，没人能追得上。

人们用各种方法试探方道人神奇技能的故事，这里就不多说了。因为颜伟从小体弱多病，遍访名医效果不佳，急于治病，恳求方道人传授一两个健身的方法。方道人说："此方法高妙之处在于治病不用药物，体察《易经》的道理，合乎运化的规律，自然界靠这些而生机蓬勃，人靠这些而益寿延年，哪里仅仅是治病呢！"方道人见其虔诚，遂将揉腹的方法告诉了颜伟，疾病果然渐渐痊愈。亲朋好友中体弱多病的人，他们学做了之后也都有极好的疗效。

方道人所创编的"仙人揉腹法"，对保养身心、消除疾病有奇效。体弱多病的颜伟正是向方道人学习了该法并坚持练功常年不间断，身体才一天天好起来。亲友们都说此功有奇效，于是"仙人揉腹法"在民间广为流传。

中医学认为"背为阳，腹为阴。"腹部是五脏六腑所居之处，有肝、脾、胃、胆、大肠、小肠、肾、膀胱等脏器分布，因而腹部被喻为"五脏六腑之宫城，阴阳气血之发源"。本保健法与普通的揉腹方法不同，不仅将上、中、下三焦打通，而且揉法一直沉到丹田，将中焦和下焦连成一片，横向联通腹部脏腑经脉，使整个腹部的内脏得到运动。使内气迅速汇聚运行，坚持揉腹法，自能"通和上下，分理阴阳，去旧生新，充实五脏，祛外感之诸邪，清内生之百证，补不足，泻有余，消食之道，妙应无穷，有却病延年实效耳"。本功法属于强壮功法，揉腹可增加腹肌和肠平滑肌的血流量，促进淋巴液循环，增强胃肠蠕动，增加消化液的分泌，增加胃肠内壁肌肉的张力及淋巴系统功能，从而加强对食物的消化、吸收和排泄，防止和消除便秘。从而有助于防治消化不良、胃炎、胃下垂、胃神经功能紊乱、慢性结肠炎和便秘等疾病。另外，坚持揉腹还可迅速消除积存在腹部的脂肪，有助于防治肥胖症，因为血液大量进入腹腔，因此对高血压病、糖尿病和冠心病等疾病均有不同程度的治疗作用。此外，揉腹可以产生"啡肽"类物质，能够迅速缓解大脑疲劳，使人产生愉悦清爽的感觉，非常有助于患者消除疲劳。

什么样的肚子才是好肚子呢？就是平躺在床上，能显露出肋骨，甚至浇点水到肚脐上，水都能在肚子上存得住，这样的肚子才是好肚子。当然，不是说肚子塌下去才是好肚子，皮肤和肌肉还要有很好的弹性才行。经过调理后的肚子，仰卧在床上，肚子会塌陷下去，稍低于肋骨，而且肚子柔软稍有

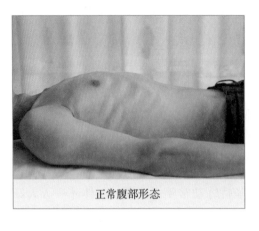

正常腹部形态

韧性。肚子软如棉的病人，身体基本上都无大碍；而凡是肚子硬邦邦的，其症状不适总是多多。故有"肚子软如棉，百病都不缠"的经验总结。大部分慢性疾患，都可以在腹部找到相应的阻滞点。也就是说，一切慢性病都可以在腹部找到其对应的蛛丝马迹。通常当我们的慢性病迁延不愈，但又不知病因何在、如何治疗的时候，那时您就去寻找这个腹部的敏感点（也许是一个硬块，也许是一个痛点，也许是一个皱褶"水槽样"，也许是一个软包块"气团样"）只要把它推开揉散，您会发现您的慢性病也随之消失或减轻了许多。

如果您没有发现自己有什么慢性病，但推腹时却在某个部位有压痛点或包块结节，那您一定要赶紧将它推散揉开，因为那必是个将来的隐患。

一、仙人揉腹操作方法

预备势：在保暖的前提下，脱衣松裤，正身仰卧在床上，最好能够枕在矮枕上，全身放松，凝神静虑，调匀呼吸，舌抵上腭，意守丹田。

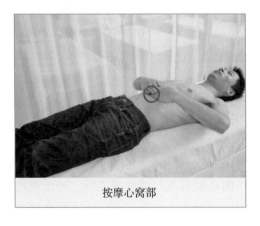

按摩心窝部

操作 第一式按摩心窝部：两手缓缓上提，在胸前两手中三指（示指、中指、无名指）对接并按在心窝部位（即胸骨下缘下柔软的部位，俗称心口窝的部位），由右→上→左→下按顺时针方向做圆周运动，按摩21次。再从右向左逆时针按摩21次。

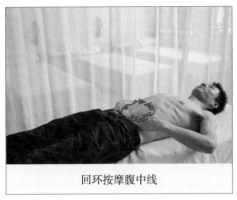

回环按摩腹中线

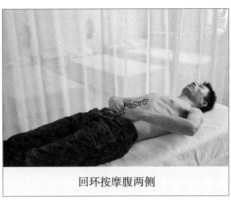

回环按摩腹两侧

操作　第二式回环按腹：以两手中三指由心窝顺摩而下，即一边顺时针转动按摩一边往下推移，移至脐下耻骨联合处，即小腹下部毛际处，再以两手中三指由耻骨处向两边分开，一边按摩一边向上走，两手按摩回到心窝处，两手交接而止。循环做 21 次。

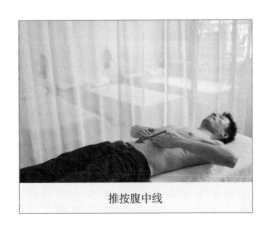

推按腹中线

操作　第三式推按腹中线：以两手中三指相接，由心窝腹中线部位推下，直推至耻骨联合处，共 21 次。

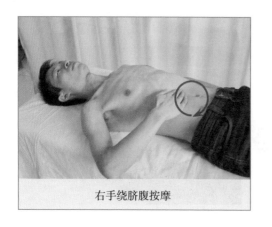

右手绕脐腹按摩

操作 第四式右手绕脐摩腹：以右手由右→上→左→下按顺时针方向围绕肚脐摩腹21次。

操作 第五式左手绕脐摩腹：以左手由左→上→右→下按逆时针方向围绕肚脐摩腹21次。

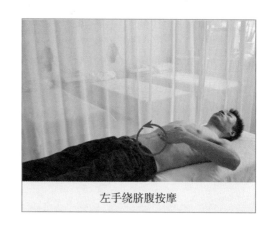

左手绕脐腹按摩

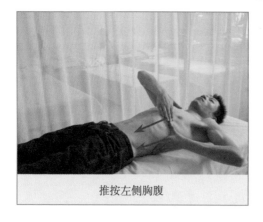

推按左侧胸腹

操作 第六式推按左侧胸腹：左手做叉腰状，置左边胁下腰肾处，大指向前，四指托后，轻轻捏住；右手中三指按在左乳下方部位，然后以此为起点，向下直推至左侧腹股沟（俗称大腿根）处，连续推按21次。

操作 第七式推按右侧胸腹：右手做叉腰状，置右边胁下腰肾处，大指向前，四指托后，轻轻捏住；左手中三指按在左乳下方部位，然后以此为起点，直推至右侧腹股沟（俗称大腿根）处，连续推按21次。

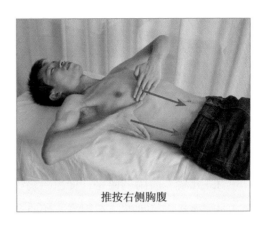

推按右侧胸腹

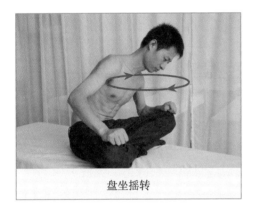

盘坐摇转

操作 第八式盘坐摇转：改为盘坐势，两手拇指在里、四指收拢，握捏成拳（道家称为"握固"），分别轻按两膝上，全身放松，足趾微向下屈。上身微往下俯，进行缓缓摇动。先自左向前、向右、向后，按顺时针方向摇转21次；然后自右向前、向左、向后做逆时针方向摇转21次。摇转的幅度宜大，如摇转向左时，应将胸肩摇出左膝；摇转向前时，宜将上身摇伏膝上；摇转向右时，应将胸肩摇出右膝；摇转向后时，上身宜尽量往后倒。摇转以满足为妙，但又不可心躁图速，着意急摇。

练习次序：将一至七式依次作完为一遍，每次应连作4～7遍。作完后，起身盘坐，按第八式摇转，左右各21次。

二、适应证

脏腑失调是一切疾病发生的根本原因。本保健法可以刺激内脏运动，使脏腑气血运行通畅。对人体消化系统、内分泌系统、生殖系统、泌尿系统的病变效果显著，尤其对脾胃虚弱、肥胖、高血脂、脂肪肝、糖尿病、前列腺增生、肥大、妇科疾患以及内分泌紊乱导致的失眠等疗效尤为突出。

1. 内科 胃脘疼、胃下垂、慢性胃炎、慢性结肠炎、便秘、溏泄、腹痛、腹胀、失眠、手足寒凉、中风后遗症等。对肝硬化引起的腹胀有很好消导作用。

2. 妇科 月经不调、痛经、慢性盆腔炎、内分泌失调、更年期综合征等。

3. 儿科 腹泻、便秘、食积、奶积、遗尿、惊风等。

4. 伤科 颈椎病、肩周炎、腰肌劳损、腰椎间盘突出、膝关节炎等。

三、注意事项

（1）练功前一般要求解开衣裤，以手掌直接揉摩腹部为宜。姿势第一至第七式，以正身仰卧为主。第八式改为双腿盘坐势。

（2）揉腹时必须凝神静虑，动作轻松、柔软、缓慢地运动，不能用拙力，保持呼吸匀畅，切忌闭气着力。摇转上身时不可过快过急。

（3）依次做完前七节为1遍，初时每次可做2~3遍，最后以第八节摇身毕。以后可逐渐增加至每次7遍。练功后应自感轻松舒适、无疲劳感为度。初练功者早晚各做一次，不可间断，只要持之以恒，必见成效。每次如认真做，大约需要30~40分钟，手法操作时越慢越好。若遇有事，早晚2次必不可少。

（4）练功期间，由于胃肠蠕动增强等生理功能的变化，常会出现腹内作响（肠鸣音）、嗳气、腹中温热或易饥饿等现象，这属正常的练功效应，可顺其自然，无须作任何处理。

（5）凡腹内患有恶性肿瘤、内脏出血、腹壁感染及妇女妊娠期间均不宜练此功。

四、揉腹效验

（1）有人一推就会打嗝放屁，那是清气上升，浊气下降，效果最好。有人则会腹中咕咕水声，这是在推动腹中沉积多日的浊水，这种湿浊如果不及早排出，循经上头则头痛眩晕，滞塞毛孔则皮炎湿疹，遇肝火则化痰，逢脾虚则腹泄，遗患无穷。

（2）"胃不和则寝不安"，是说肚子不舒服，就别想睡踏实觉。有人长期睡眠不好，或眠浅易醒，或辗转难眠，或噩梦不断。只能靠安定来麻痹神经，真是痛苦不堪。建议您赶紧推推肚子，您会很容易找到敏感点或结节，然后细心将它推散揉开。那么从此以后，您就可以告别漫漫长夜忧愁枕，一觉睡过日三竿了。

（3）有的人肚子痛点很多，能用"推腹法"推开的多是暂时的气结，还有用此法推不开的，通常这是气滞时间很长，已经有瘀血阻滞其中了。这时，可查看痛点压在何经的通路上，只要敲打和按摩大腿上这条经的穴位，就可帮助打通瘀滞。在敲打和按摩时也可同时在腹上痛点针刺或拔罐。

（4）有的人肚子软软的，按压哪里都不痛，但是仍然会觉得腹中闷胀不舒，这通常是中气不足，气血过少造成的。

（5）有人胸窝下用手一推，咕咕有水声。开始时水声很小，推的地方还有些痛，这是"浊气裹水"，越推水声越大，打了几个嗝，或放了屁以后，整个肚子就成了水声一片，这是内气汇聚后运行通畅的表现。这时是把死水给推活了，很快就可以从膀胱排出了。这种浊水你不将它排出，它可以长期停在胃肠之间影响脏腑的正常运行。

（6）腹部温热：一般认真做到第六七遍时会感到腹部温暖，这是内气汇聚的表现。

（7）头脑清爽愉快：会感到明显的头脑轻松，疲劳感一下子消失，因为揉腹可以使中焦气健运，清气上升，头脑轻松。

（8）排除宿便：揉腹后可能出现大便黑臭或者拉肚子、肚子疼等表现，这是内气汇聚攻冲宿疾、排出胃肠毒素的表现。

（9）食欲改善：胃口变好，消化吸收功能增强。身体瘦弱者体重会增加；虚胖者身体会变得结实，肚子赘肉消失，腹部有弹性，这是元气汇聚充沛的表现。

（10）面色光润、身体健壮：坚持锻炼揉腹，面色会变得越来越光采，皮肤细嫩，身体强壮，因为长期揉腹可以使内脏血运丰富，内分泌协调，内脏元气充盛自然面色红润，身体强壮。

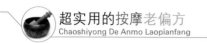

实践表明，这种"揉腹"的方法非常神妙，操作简便，又治大病。此外，"仙人揉腹"是在睡觉前、起床前进行，既不花钱，也不费什么气力，很容易坚持。有病者治病，无病者保健，大凡使用之后，无不称其效奇。

胃痛发作按穴位，才知中医很神奇

胃痛是生活中最常见的"小毛病"，几乎每个人都有过。从中医角度看，胃疼的病因有感受风寒、饮食生冷、饥饱失常、过度饮酒、情绪激动、服用刺激性食物和药物等。故而，稍有不慎，胃痛就会发作。书到用时方恨少，等胃痛发作了，我们再找治疗胃痛的方法，似乎有些晚了，由于胃痛是常见病，故而"技多不压人"，多记一些治疗胃痛的办法还是有用的。

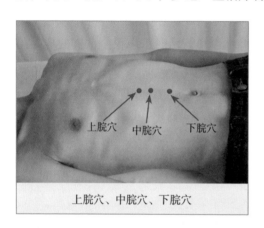

上脘穴、中脘穴、下脘穴

首先，介绍一个离胃很近的穴位：中脘穴。在腹部两侧肋弓与人体前正中线相交的地方，叫"剑突"。从剑突到肚脐中间一半的位置，也就是中脘穴。中脘穴上一横指是上脘穴，下两横指是下脘穴。这3个穴位连成一线，好似亲兄弟。

中脘穴的"中"字是指中间，"脘"字是指胃。中医讲"胃者，仓廪之官也"，主纳水谷。上、中、下脘，表示这几个穴位分别位于胃的上、中、下部。中脘穴在胃的中部，占据了胃的主体部分，因此这个穴位对脾胃疾病的治疗效果最好。下脘穴处于胃底，对因食物在胃中久留不消化导致的腹胀、胃痛、呕吐等有很好的作用。刺激这3个穴位可用揉法，如用手掌大鱼际、掌根或手指螺纹面着力于这3个穴位上，做轻柔缓和的旋转转动，并带动穴位皮下组织，揉至发热为度。

有老胃病的朋友一定深有体会，一旦出现胃痉挛，疼起来可真是要命。如果恰逢身边又没带药，怎么办？这时可用梁丘穴救急，它是一个治疗急性胃痛的止痛穴，最大的作用是治疗胃痉挛。

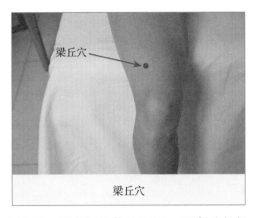

梁丘穴

梁丘穴位于膝盖外侧上两寸（三横指），伸直膝盖用力时，筋肉凸出处的凹洼处，可以用右手掌放在左膝盖上，右手大拇指会触摸到膝盖外侧一个骨尖，从这里向大腿方向 2 寸，就是梁丘穴。当发生急性胃痛时，可赶紧坐下来按摩此穴。方法是，用大拇指使劲按压，以感到疼痛为度。每次按压 20 秒后休息 5 秒，再如此重复几次胃痛就会消失，效果神奇。

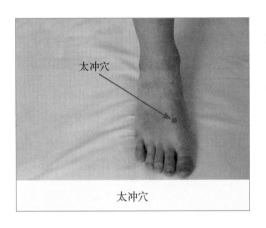

太冲穴

爱生气的人也容易胃痛，太冲穴就很重要了，其位于第 1、2 脚趾的趾缝向上约 1 横指处，刺激它可使我们的身体如春天万物复苏般血脉调和，温润而充满生机。爱生气的人，时不时会闹一下胃疼，与其继续生闷气，不如坐下来，将气发到太冲穴上，狠狠地揉几下。既消了气，又治了病。要是平时工作繁忙，可在每晚洗脚之后，顺势在这里掐揉 3~5 分钟，效果同样好。

好了，说了这么多都是为了解决胃痛这个小毛病，如果您实践后觉着这样的方法好，请教会您身边的朋友。

患有胃胀很难受，按压肋缝就轻松

胃胀，好多成年人都有过，严重者不但可伴有胃痛，而且还会出现恶心呕吐等不适。至于治疗方法，那是相当多的，这里，我说一个按摩的小偏方，不但简单而且很有效。

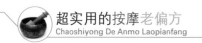

这个偏方就是按压肋缝。

按压肋缝能消除胃胀？

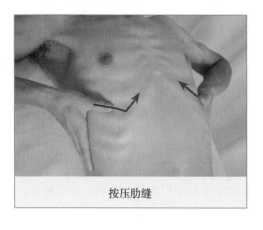

按压肋缝

是的，完全可以，我曾多次做之均见效。肋缝就是两个肋骨之间的缝隙。

如自己有胃满、胃胀或轻微胃疼等消化不良感觉，便可平躺下来，用双手大拇指同时在胸前两边肋缝中上下移动按压，听到肚子内有咕噜响声，便是找对了"穴位"，继续在该处按压，胃里便会连着咕噜起来。不一会儿，胃胀就消失了。

不过，这里要说两点：①用此法消除了胃胀之后，还需用其他办法来治疗导致胃胀产生的根本原因；②要排除癌症导致的胃胀。

多想无坏处，对于经久不愈的胃胀，我们最好让病人做些必要的检查，比如B超查肝脏，胃镜或钡餐来检查胃的情况等。临床上，我就见过有人出现了胃胀，别无所苦，但就是治疗后缓解，不治疗时又出现且逐渐加重，后作B超检查肝脏，已是肝癌晚期。

腹痛难忍，快揉耳垂

腹痛，好多人都有过，特别是女性，来月经的时候好多人就会出现腹痛。

腹痛的病因，西医上有好多，比如胃及十二指肠的溃疡、胃炎、胃癌、肠梗阻、阑尾炎、肠炎、痢疾、肠道寄生虫病、胆囊炎、胆石症、胰腺炎、胰头癌、急性肝炎、慢性肝炎、肝癌、腹膜炎、胃肠穿孔，脾破裂、大叶性肺炎早期、急性下壁心肌梗死、肾及输尿管结石、宫外孕、输卵管炎、卵巢囊肿蒂扭转、急性膀胱炎、泌尿系感染、痛经，还有糖尿病等也能引起腹痛；

中医上的病因也不少，有血虚腹痛，有瘀血腹痛、气虚腹痛、气滞腹痛、寒冷腹痛、热结腹痛、食积腹痛、脾肾虚痛、湿热腹痛、虫积腹痛、妊娠腹痛，也有产后腹痛，等等。不过，对于老百姓来说，需要知道的就是怎么能快速的缓解疼痛，等疼痛缓解了，然后，具体的诊断治疗都交给专业的大夫就成了。

　　我周边好多人因腹部受寒疼痛难忍，用此法，立即止痛。

　　用这个办法也可以治疗牙痛。

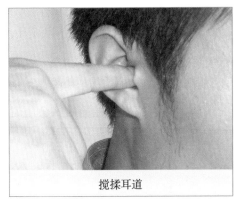

搅揉耳道

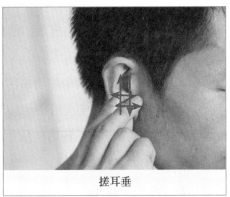

搓耳垂

操作　用双手使劲揉搓拉扯两个耳垂，或把手食或中指尖端插入耳中，不停地摇动，可逐渐缓解腹部疼痛。

快揉小肚子，跟痛经说拜拜

　　痛经是妇女常见病和多发病，困扰着我们身边的无数女性朋友。经痛病因多，机制复杂，反复性较大，尤其是未婚女青年及月经初期少女更为普遍，其发病之高，范围之广，周期之近，痛苦之大，严重影响了广大妇女的生活、工作和学习。

　　痛经有原发性和继发性之分，前者是指生殖器无器质性病变的痛经，容易痊愈，多见于青少年女性；后者是由于盆腔内脏器的器质性疾病所

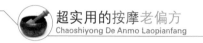

致，一般病程较长，缠绵难愈，如子宫内膜异位症、慢性盆腔炎或宫颈狭窄等。

主要症状表现在妇女经期或行经前后，大多开始于月经来潮，周期性发生下腹部胀痛、冷痛、灼痛、刺痛、隐痛、坠痛、绞痛、痉挛性疼痛、撕裂性疼痛，疼痛延至骶腰背部，甚至涉及大腿及足部。痛经的疼痛时间，轻者从半小时到两小时，重者从一两天到持续整个经期，还有的严重患者在非月经期也会有症状，疼痛部位多在下腹部，重者可放射至腰骶部或股内前侧，有的病人还伴有：乳房胀痛，肛门坠胀，胸闷烦躁，悲伤易怒，心惊失眠，头痛头晕，恶心呕吐，胃痛腹泻，倦怠乏力，面色苍白，四肢冰凉，出冷汗，虚脱昏倒等等伴随症状。

就是这么痛苦，生活中相当多的女性仍然选择了忍耐，毅力可谓很顽强了。因为她们认为痛经不是什么大不了的疾病，有些妇女痛经的症状会随着年龄的增长而逐渐减轻，特别是从月经初潮时便痛经的人，结婚后或生育后症状都有可能减轻。可对于那些疼痛程度越来越重，疼痛时间越来越长的人，及时就诊才是正确选择。

大多数女性都有过痛经的经历，对痛经治疗一般也是通过休息、服用药物来缓解疼痛，其实自我按摩对痛经具有着良好的防治效果。为了缓解广大女性同志们的这种痛苦，这里教大家几个较为简单易学的自我按摩方法用来防治痛经的发生。

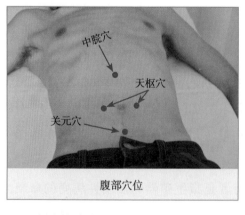

腹部穴位

每个人身上都有很多穴位，现在我们需要用到三个穴位"中脘穴、天枢、关元穴"。中脘穴位于胸部正中骨头最下缘和肚脐连线中点处；天枢穴位于水平于肚脐旁，距肚脐2寸处，左右各一；关元穴位于肚脐垂直向下，距肚脐3寸处。

自我按摩方法

1. 团摩小腹

操作 用双手掌相叠后将掌心置于小腹中间，紧压腹部，慢慢环形划圈按摩小腹部，位置上下为肚脐至外生殖器之间的小腹部，两侧以左右髂前上棘为界限。以 10 圈 / 分左右的频率进行，直至小腹内有热感为宜。

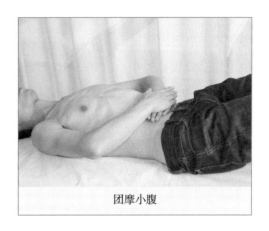

团摩小腹

温馨提示

　　动作和缓协调，用力宜轻不宜重，速度宜缓不宜急，共操作 5 分钟。可增加小腹腔内脏血运，促进小腹内脏微循环，具有止痛调经的作用。

2. 斜擦小腹两侧

操作 双手分别置于两侧小腹，从后上向前下方，从两侧肋弓下缘向髂骨内侧的小腹方向斜擦，方向朝向外生殖器。不要往返擦动，要从上而下的方向一致，以摩热为度。

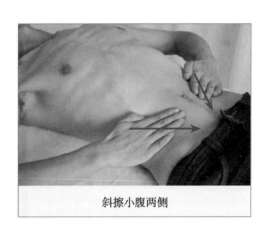

斜擦小腹两侧

温馨提示

　　共操作 5 分钟。具有疏肝理气，止痛调经的作用。

3. **按揉三阴交、中脘穴、天枢、关元穴** 用一侧手拇指指腹揉捻对侧三阴交穴（当足内踝尖上3寸，胫骨内侧缘后方）。有酸胀感为宜，1分钟后再换手拇指指腹揉捻中脘穴、天枢、关元穴1分钟。具有交通心肾，引火下行的作用，对所有妇科疾病疼痛均有缓解作用。

4. **点揉子宫** 子宫穴位于下腹部，脐下一横掌处（脐下4寸中极穴）正中，左右旁开四横指（旁开正中线3寸）的距离，两侧各有一点即是此穴。

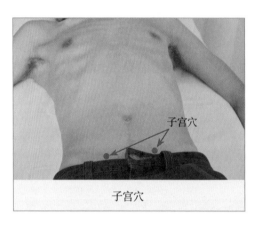

子宫穴

操作 用双手食指、中指同时按压两旁子宫穴，稍加压力，缓缓点揉，以酸胀为度，操作5分钟，以腹腔内有热感为最佳。

温馨提示
刺激子宫穴是直接针对女性生殖器的调理手法，疗效显著，具有活血化瘀、理气止痛的作用。

5. **搓擦腰骶**

操作 两手叉腰，将拇指按在同侧肾俞穴（腰2棘突两侧旁开1.5寸），其余四指附在腰部，适当用力揉按1~2分种。

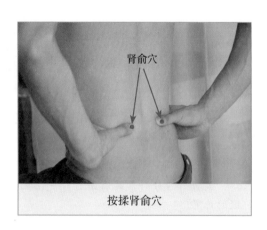

按揉肾俞穴

操作 然后将双手掌搓热分别放在腰骶部两侧，自上而下用力搓擦腰骶部1分种，以腰部发热为佳。

温馨提示

有强腰壮肾，活血通络的功效。

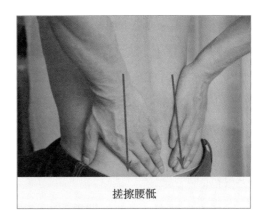
搓擦腰骶

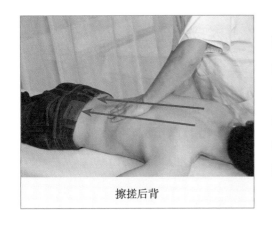
擦搓后背

操作 下面一个程序就需要家人或朋友帮忙了，从上向下推擦后背正中线两侧，距正中线0.5～3寸的长条形部位，至有温热感为佳，然后用热的手掌心捂在两侧肾区腰眼处。

温馨提示

按照上面的办法在月经期间每天至少做1～2次，就会让折磨女性的痛经消失殆尽。

这次按摩不痛了，以后要注意并讲究经期卫生，经前期及经期少吃生冷和辛辣刺激性食物。消除对月经的紧张、恐惧心理，解除思想顾虑，心情要愉快。可以适当参加劳动和运动，但不要过于劳累，要注意休息。平时要加强体育锻炼，尤其是体质虚弱者。还应注意改善营养状态，并积极治疗慢性疾病。这样身体就可以更加健康，告别痛经的困扰。

自我按摩对痛经的治疗，一般多主张在经期前5～7天开始治疗，月经来潮后停止，待下次月经来潮前再施手法治疗。按摩的目的是引血下行，因此治疗须在经前当下腹部、腰骶部出现疼痛时操作。一般按摩背腰部5分钟后开始腹部疼痛减轻。继续按摩背腰部和腹部20分钟，腹痛可消失。每天按摩1次，连续按摩3～5天，以往有痛经史者，可在月经到来前2天开始按摩。如要巩固疗效，可隔2～3天按摩1次，要达到理想的效果需持之以恒。

如手法得当，可使经期提前1～2天结束，随着经血排出，疼痛也会随之消失或减轻。

患有慢性阑尾炎，揉按腹部也能痊

阑尾，又称蚓突，是细长弯曲的盲管，在腹部的右下方，位于盲肠与回肠之间，它的根部连于盲肠的后内侧壁，远端游离并闭锁。

它的位置因人而异，变化很大，受系膜等的影响，阑尾可伸向腹腔的任何方位。阑尾尖端可指向各个方向，一般以盲肠后位最多，其次为盆位。

阑尾的根部，其位置较恒定，其在体表的投影一般在右髂前上棘到脐连线的外1/3处，此处称阑尾点，又叫麦氏点，阑尾炎时，此处常有明显压痛。

阑尾炎，顾名思义，就是阑尾这个地方发生了炎症。这种病不传染也不遗传。

阑尾炎发生前一般没有任何征兆。典型的阑尾炎发作，患者脐周或上腹部会逐渐出现疼痛，或持续性，或阵发性，数小时后可出现固定右下腹部压痛。一般发病3个月以内的阑尾炎为急性阑尾炎，超过3个月则称为慢性阑尾炎。

治疗阑尾炎，西医更多的是手术治疗；中医则辨证论治，处方用药效果也不错，不过，如果有些人喝不了中药的那个味，那么，也可以采用按摩的办法来治疗，先排空大小便，洗净双手。双拇指重叠，分别揉、按足三里、阑尾穴（经外奇穴，位于足三里穴位直下2寸处），揉动缓慢，按压沉稳，揉按交替，以痛止为度。

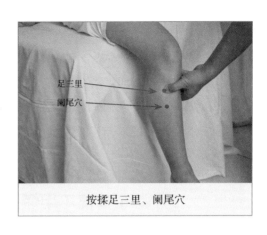

足三里
阑尾穴

按揉足三里、阑尾穴

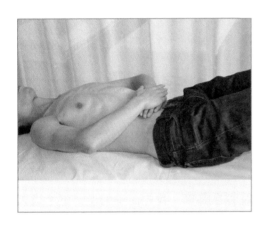

操作 仰卧在床上，把腹部露出来。双手相叠，通常是左手在下，右手在上；按压腹部，其力度以自己能承受为度；按压的同时，慢慢的围绕肚脐转动。

温馨提示

　　如果感觉按压之后，疼痛减轻的，这时就需用补法，逆时针按揉；如果感觉按压之后疼痛加重的，这时就需用泻法，顺时针按揉。每次按揉的时间不限，每天按揉的次数也不限。当然，时间越长，次数越多，效果越好。

　　一般情况下，坚持按揉一个多月，就会明显感觉到疾病的好转。

　　最后，再说一下慢性阑尾炎患者需要注意的问题。

　　（1）禁饮酒，忌食生、冷、辛辣食品，少食油炸及不易消化食物。

　　（2）避免暴饮暴食，做到少食多餐。调节进食结构，多吃素、少吃荤；多吃软、少吃硬。少食辛辣油腻的，多食蔬菜水果，适当补充营养，加强身

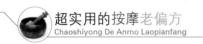
体锻炼。一般来说，对于温热性质的动物如羊、牛、狗肉应该节制，而葱、姜、蒜、辣椒也不宜多吃。对于那些具有清热解毒利湿作用的食物，如绿豆、豆芽、苦瓜等可以择而食之。

（3）防止过度疲劳。因为过劳会使人体抗病能力下降以致病情突然加重。

（4）不要剧烈的运动，以免引起复发，转为慢性阑尾炎急性发作。

脖子疼痛不用慌，耻骨一按就安康

脖子疼，我们经常能见到，有人是落枕出现的，有人是颈椎病引起的，有人是因为受了风寒，等等。病因不同，针刺的穴位和所用的中药自然也不一样。

这里，我说一个办法：不用辨证，只要见到脖子疼，你就在病人的耻骨处按摩，只需三五分钟，疼痛自然就会缓解甚至消失。

首先，让病人平躺在床上，用手在病人耻骨处按压，寻找压痛点或者结节、经筋。

哦，不好意思，有人大概不知道耻骨在哪里，我先简单的说一下：当人站立的时候，男女生殖器面的骨头就叫耻骨。也许古人认为这块骨头上面有阴毛，羞于见人，故而，就称作耻骨。

现在，我们知道了耻骨，接下来，就要找到按摩点。上面谈了，按摩点就是压痛点或者结节、经筋。当病人躺在床上之后，我们要用手在耻骨上用同样的力进行按压，看看什么地方最疼，最疼的点就是按摩点。当然，如果病人的裤子太厚，必须先脱掉外裤。

如果没有压痛点，我们就要用手在耻骨上慢慢按压，发现皮肤和骨头之间有疙疙瘩瘩的东西，这就是结节或经筋，我们同样要在这个地方做按摩。然后，我们就要考虑按摩手法。在耻骨这个地方做按摩，一般只用两种按摩手法就够了，一种是用小指侧的小鱼际按揉，一种是用大拇指进行弹拨。

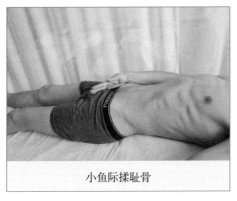

小鱼际揉耻骨

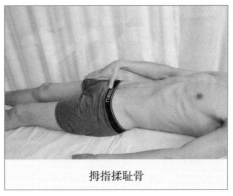

拇指揉耻骨

对于耻骨部位有压痛点的，我们就用手掌的小鱼际按揉痛点。按的时候，一定要由轻到重，切不可一开始就用重手法。病人出现疼、胀的感觉是正常的，如果病人没有出现这两种感觉，则说明你的按揉点不对或是按揉的力度不够。对于耻骨部位有结节或是经筋的，我们就要把上面的两种手法交替应用。当然，也是由轻到重。一般情况下，轻柔 1 分钟，重按 30 秒，再轻柔 1 分钟，再重按 30 秒。

按摩几分钟后，嘱咐病人动动脖子，如果疼痛明显缓解或消失，则按摩可以结束；如果疼痛减轻不明显，这时，就应加大按摩力度，延长按摩的时间。

有一个病人，男性，36 岁，脖子疼痛有 1 个多月了，西医检查说是有点颈椎骨质增生。由于病人晕针且不能喝中药，怎么办？按摩呗。

让病人躺在床上，在病人的耻骨中间偏右找到最疼的一个点，单用小指侧的小鱼际进行按揉，即使轻按病人的痛点，病人也疼的快要叫出来，不过还好，也许是脖子过于难受的缘故，反正病人是坚持住了。

由轻到重，再轻再重，反复按揉，不到 5 分钟，让病人起来转动脖子，"哎，怎么不疼了？"

"好，不疼了就好。明天还得再过来做按摩。"

就这样，做了十二、三天的按摩，患者脖子的疼痛感完全消失了。

最后，我还要补充一点，按摩完以后，也许还有一段时间会感觉到耻骨发胀甚至一碰就疼，这是正常现象，不久之后，自然会消失。

心烦不安，快压劳宫

人间之事，不如意者十之八九，生活中的烦心事时常有之。不过，有人常学阿Q，"人背不能怪社会"，在自我调节、自我安慰之下，"一笑而过"，还是笑着过生活；可有人就过不去这个坎，对一些生活中的琐碎事情想不通，越是较劲，越是心烦，日久之后，只能到精神病院去过自己的生活了。

我是一名医生，一个普通的大夫，故而，大家心烦的事，我解决不了，不过可以减轻大家因心烦而对身体造成的伤害。简单地说，就是你心烦的时候，按照我告诉你的方法来做，心烦很快就会减轻或没了。

首先，按摩神门穴。

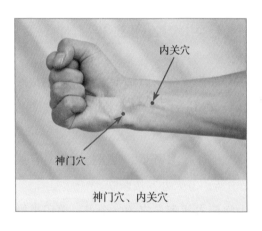

内关穴

神门穴

神门穴、内关穴

操作 用双手拇指按压神门穴。每次2分钟左右，每日2次，力度适中。

温馨提示

神门穴功效主治胸痛、便秘、焦躁、心悸、失眠、食欲不振等疾病。

其次，按摩内关穴和劳宫穴。右手按揉左侧的内关穴，左手按揉右侧的内关穴。交替进行，时间不限，次数不限。当然，如果我们在按摩的时候采用深呼吸来配合，则效果更好。

治疗肩周炎，自我按摩锻炼很关键

恰当的运动锻炼加上适当的自我按摩，治疗肩周炎可以不花钱。如果你是一名患有肩周炎的病人，那么就应该学会自我按摩，因为这样的按摩会使你的病情大大缓解，如果再配上恰当的运动锻炼治疗，我想应该很快就会脱离病痛的困扰，和肩周炎说拜拜。

临床上，好多人见到肩膀疼痛，就会自然的想到肩周炎，甚至直接就诊断为肩周炎，这个是不对的，为什么？

肩周炎，是西医的病名，它是以肩关节疼痛和活动不便为主要症状的常见病症，好发年龄在 50 岁左右，所以，有时也叫"五十肩"。由于患有肩周炎的人常常自觉有冷气进入肩部，或者有凉气从肩关节内部向外冒出，所以，中医上就把这种病叫做"漏肩风"、"冻结肩"等。

肩周炎的早期症状是肩关节呈阵发性疼痛，常因天气变化、生活中过度劳累或小的损伤而诱发，以后逐渐发展为持续性疼痛，并逐渐加重，夜间睡觉也会酸痛，甚至会在半夜痛醒。肩部关节活动度受限明显，以上抬及外旋、手往身后拉时最为明显。后期疼痛虽然下降，但肩关节活动受限逐渐增加。五十

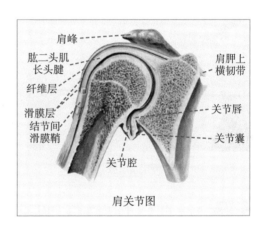

肩关节图

肩的自然愈合时间从一年到三年不等。而按摩治疗的介入可以明显的缩短治疗时间及减少并发症，诸如肌肉萎缩、关节僵硬、减缓软组织老化及纤维化等。

自我按摩揉肩法：

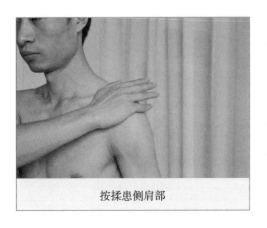

按揉患侧肩部

操作 （1）用健侧（正常的手臂）的手指或手掌自上而下按揉患侧肩关节的前后部及外侧，时间 3~5 分钟，在肩部最痛点处可以用拇指点压按揉片刻，大约 2 分钟。

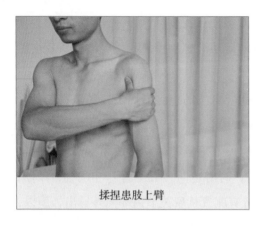

揉捏患肢上臂

操作 （2）用健侧手揉捏患侧上肢的上臂肌肉，由下至上，由肘部揉捏至肩部，时间3~5分钟。

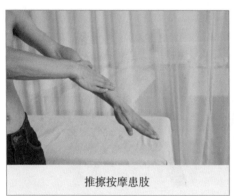

推擦按摩患肢

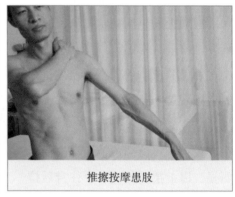

推擦按摩患肢

操作 （3）用健侧手的的示指、中指、无名指和小指放在患肢的手背上，从手指尖朝肩膀方向推擦按摩，50~100次后再把手指放在患肢的掌侧面上，从肩膀上方脖子根处朝手指尖方向推擦按摩，也做50~100次。在推擦肩关节周围时稍增加点下压力量，把皮肤擦红则更好。每天2~3次。

操作 （4）最后用健侧手掌或空心拳拍打患侧上肢。从手至肩关节上下往返，在疼痛明显的地方可以多加拍打，每次5分钟，以肩关节周围发热发胀为度。

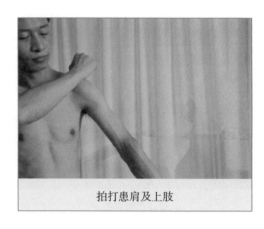

拍打患肩及上肢

　　自我按摩在治疗肩周炎疼痛上有独到的效果，可以促进局部血液循环，缓解肌肉痉挛，促进炎症吸收，从而达到活血行气止痛的目的。肩周炎患者除了自我按摩治疗之外，配合适当的主动运动锻炼及理疗则效果更好。

　　主动运动锻炼是整个治疗过程中极为重要的一环。肩周炎的治疗一大半的取效关键就是自我锻炼。坚持正确而有效的锻炼可以舒筋活血，改善局部血循环，松解粘连，防止肩关节的粘连，对于肩周炎的康复有着不可替代的作用。

　　在发病早期就要鼓励患者在不引起剧痛的范围内活动。肩周炎的锻炼要每天坚持、循序渐进，逐步增加锻炼时间及次数，动作到位，但不能活动过猛，以引起轻微疼痛为度，应避免引起剧烈疼痛，以免再次受损伤，加重肩痛和肩功能障碍。

　　现在，先说一下哪些运动方法适合于肩周炎患者进行功能锻炼。

1. 前后摆动锻炼

操作　躯体前屈（即弯腰），上肢下垂，尽量放松肩关节周围的肌肉和韧带，然后做前后摆动练习，幅度可逐渐加大，以肩关节有轻度疼痛可以忍受为宜。

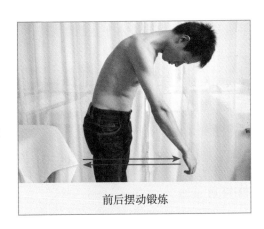

前后摆动锻炼

　　此时记录摆动时间，然后挺直腰，稍作休息。每次做 30～50 下或 5～10 分钟，对预防肩关节的粘连，肩部软组织的拘紧、挛缩，大有好处。对于轻度肩周炎患者仅靠坚持功能锻炼就可以治愈。还可以做手持重物（0.5～2kg）下垂前后摆动锻炼，以不产生疼痛或不诱发肌肉痉挛为宜。开始时，所持的重物不宜太重。可以先用 0.5kg 开始，再逐步添加到 2kg。

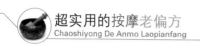

2. 回旋画圈运动

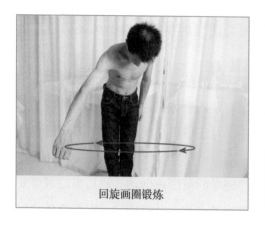

回旋画圈锻炼

操作 患者弯腰垂臂，甩动患臂，以肩为中心，做由里向外，或由外向里的画圈运动，用臂的甩动带动肩关节活动。

温馨提示

幅度由小到大，反复做30～50次。

3. 正身双手爬墙

操作 患者面向墙壁站立，先在脚下做一标志以固定每次爬墙时双脚与墙的距离。同时双手上抬，双手指基本保持在同一水平，扶于墙上，用双侧的手指沿墙缓缓向上爬动，使双侧上肢尽量高举，努力向上爬，要努力比前一天爬得更高一些。达到最大限度时，在墙上作一记号，然后再徐徐向下返回原处。

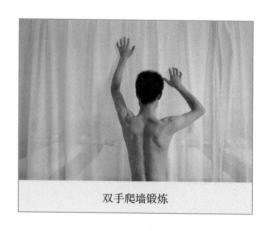

双手爬墙锻炼

温馨提示

每日最少2～3次，每次5～10分钟。

双上肢同时上举可避免患者为达到一个更高的位置而侧身上举。每次上举时以肩部疼痛可以忍受为度，逐渐增加高度，坚决避免粗暴、生硬的上举锻炼方法。

患者可以根据自身情况做侧身单手爬墙方法：患者侧向墙壁站立，先在脚下做一标志以固定每次爬墙时双脚与墙的距离。用患侧的手指沿墙缓缓向上爬动，使上肢尽量高举，到最大限度，在墙上作一记号，然后再徐徐向下回原处，反复进行，逐渐增加高度。

4. 扶桌压臂法

操作　患者背向站于桌前，双手后扶于桌边，反复做下蹲动作，以加强肩关节的后伸活动。压到肩疼痛不能忍受时，身体徐徐上起至原位，然后再往下压，反复压约 10 多次，每日压 2~3 回。

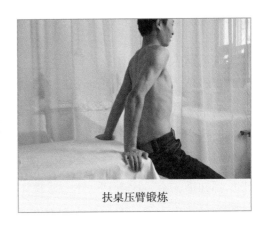

扶桌压臂锻炼

日常生活中，经常尽可能多的使用患侧手臂，在生活中更好的锻炼患肢功能。像用患侧手梳头，过头顶摸对侧耳朵，向后上提后腰带，后伸板臂（手拉门框，人向前行，向后板压），吊单杠等等。

每天晨起睡前按以上 3~4 种方式锻炼，坚持至少 3 个月，不愈者坚持更长时间，长期这样锻炼，对于治疗和预防肩周炎都有很大的好处。受凉常是肩周炎的常见诱发因素，患者在平时及治疗中，肩部都需保暖防寒，勿使肩部受凉。可用热水冲淋患肩，也就说用温热之水来烫洗肩关节局部，或者用毛巾蘸热水来外敷局部，这里要注意的是水温不能过高，以免烫伤皮肤，并且还要注意保暖，以免天冷时采用热敷法而引起感冒。热敷的同时做些肩部活动。晚上睡觉时不要将肩部露出被外，更不能让空调和风扇对着肩部吹。

加强体育锻炼是预防和治疗肩周炎的有效方法，但贵在坚持。如果不坚持锻炼，不坚持做康复治疗，则肩关节的功能难以恢复正常。

中老年人一般缺乏活动，肩部周围组织的血液循环较差。因此，肩关节的关节囊、肌腱容易变性、钙化，发生炎症。如果能坚持这样的锻炼运动和自我按摩，我想会很快达到自己想要的结果，就可以有效地避免肩周炎的发生。当然，如果是两侧同时患有肩周炎，不好意思，您就只有求助医生了。

自我敲打按摩法　轻松治愈网球肘

有一友人，平时比较爱好运动，放风筝、抖空竹、太极拳推手等等，兴趣广泛，精力充沛，天天动个不停。有一次不留神把右小臂肘关节外侧弄伤了，为此病贴过各种膏药、扎过电针、艾灸、神灯理疗，也多次找大夫推拿按摩过，但都是好了没几天就复发了，非常烦人。医院大夫讲这是"网球肘"，极难治愈。好在肘部疼痛撂不倒人，于是他就放弃了治疗，心想就忍着吧！哪知道，有一次看到一本"求医不如求己"之类的书中讲：为了能在每天顺利的排出大便，要用拳头在左右手小臂的大肠经上，从手腕向上锤敲数遍。于是每每在坐上马桶后就开敲了，你还别说，此法确实对排便有推动作用，所以他就一直坚持下来了。有一天运动时突然发现小臂的肌肉疼痛跑到表面来了，也不是很疼了，以前都是疼在里面的，并且很剧烈。过了 1 个多月时间，他的胳膊肘已经完全不疼了。回想这一段时间没进行过任何的治疗，并且也还是每天照样运动，该推手、抖空竹，还照样用胳膊出力。唯一不同就是在每天早上用拳头从手腕向上到肘关节敲打 80～100 下，没想到大夫说的顽疾"网球肘"，自己敲打敲打就居然痊愈了！这个方法是简单又省钱、省时，既能通便又能治网球肘，一举两得何乐不为呢！于是见人就广为宣传，周围患病人试用后都有较好的效果，且愈后很少复发。整理方法如下。

网球肘称肱骨外上髁炎，常是由于损伤而导致的疾病。在从事网球运动的人群中，反拍击球时用力过猛或训练过度，造成肌肉起点处的牵拉伤。另外，长期的劳损也是网球肘的易患因素，尤其常见于中老年患者。网球肘患者多表现为肘关节外侧疼痛，疼痛呈持续渐进性发展。有些患者在提、拉、端重物时疼痛加重，常因疼痛而致患臂乏力，甚至持物落地，休息时疼痛明显减轻或消失。网球肘患者只要坚持进行自我手法敲打按摩，效果相当显著。

操作　患者用健侧手握空拳，用拳心处对患侧肘关节和大小臂，稍用力进行拍打。下面起于合谷穴处，向上至肩关节前外侧处，由下向上，依次敲打。注意拳心敲打的力度要缓和均匀，由轻到重，不宜过强、过快。

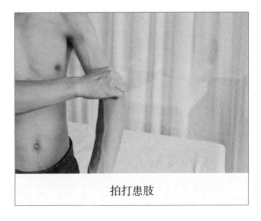

拍打患肢

温馨提示

反复拍打 80 ~ 100 次，每日 1 ~ 2 次即可。配合肘外侧点揉手法，效果更好。

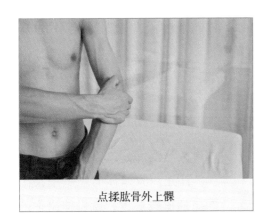

点揉肱骨外上髁

操作　点揉肱骨外上髁：用健侧手的拇指指端按住患侧肱骨外上髁最痛处（网球肘最疼痛的部位一般就是肱骨外上髁或附近），以痛能忍受为佳，然后反复在痛点上按揉、弹拨约 3 ~ 5 分钟。

在网球肘早期，患者应该注意休息，避免提拿重物，尽量减少肘关节活动。争取在初发时一次性治愈。特别是在治疗期间，一切引起疼痛的动作应绝对禁止，否则很容易复发。平时注意锻炼身体，活动上肢关节，增强肌力，有助于防止本病的发生。

自我按摩适合于轻度网球肘，中重度患者可采取针灸、封闭或小针刀治疗，效果较好，建议到正规医院由专业医生完成。

患有腱鞘炎，按压指根就能痊

我有个朋友，他的两手指根部经常疼痛，有时候好像手指和手掌吸在一起似地，把手指向外拔一下，发出"啪"的一声后，才会感到比较舒服，但又不能向回缩了。找大夫看了，大夫说是腱鞘炎，需要开刀治疗，可是我的那个朋友又不想开刀治疗，后来用了一个小偏方，好了。

什么小偏方，不着急，咱们先说说什么是腱鞘炎？

腱鞘是一种保护肌腱的滑膜鞘，可支持韧带，避免骨骼和其他组织对肌腱的摩擦和压迫，从而使肌腱有充分的活动度。因肌腱在腱鞘上较长时间的过度摩擦后，滑膜呈现水肿、增厚、渗出等炎症性变化，反复创伤或炎症迁延日久以后，则会出现纤维结缔组织增生、粘连、增厚等变化，腱鞘管的壁增厚，肌腱与管壁之间可有索状粘连，肌腱受到增厚的腱鞘压迫并呈葫芦样肿大，当肌腱通过狭窄的骨纤维管道即发生弹响症状。这就是狭窄性腱鞘炎，又叫扳机指、弹响指。腕、手部常见的狭窄性腱鞘炎，根据发病的具体部位有挠骨茎突部狭窄性腱鞘炎，指屈肌腱鞘炎等。

呵呵，有点专业，大家了解一下就成，现在，我来具体说说这个治疗腱鞘炎的小偏方。

不过，虽然这个偏方需要大家每天拿出三五分钟的时间，但是，一定要坚持经常做，贵在坚持。

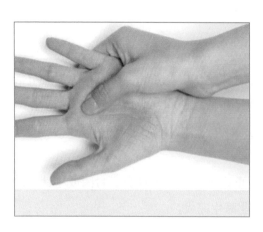

首先，假如你的左手中指根疼痛的比较厉害，就先伸出你的左手，找到中指根部最疼痛的部位，用右手大拇指按在左手最痛处；其次，再用右手大拇指轻轻按揉左手痛处，力量由轻到重，力量以能够耐受的疼痛为限度，时间以每次 3~5 分钟为宜，后半

时间按摩可配合同时屈伸手指，照上面的方法每天做 3~5 次。此法不受环境、时间和地点的限制，只要你有时间，就可以做。因为次数越多，效果越好，不过，每次的时间最好不要过长。

还有一种办法。先在疼痛肿胀处做揉按放松，然后用拇指按在第一掌指关节掌侧腱鞘肿胀最痛处，另一手握住拇指向远端拔伸并摇晃拇指 5~7 次，在拔伸下突然使拇指屈曲，同时按压腱鞘胀痛处的手指戳按掌指关节处。最后握住患指末节向远端迅速拉开，如有弹响声则效果较好，每日或隔日 1 次。

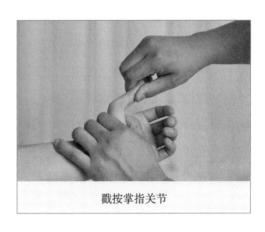

戳按掌指关节

如果你的左手指根疼痛，同样依照上法用右手来按揉就行了，我的朋友就是这样做的，现在他的两个手指都不痛了。

膝关节疼痛不好办，坚持按揉很关键

生活当中，膝盖疼痛是比较常见的，尤其是中老年人和肥胖之人，要知道其中原因，就必须先了解一下膝关节。

膝关节是由股骨内、外侧髁和胫骨内、外侧髁以及髌骨构成，为人体最大且构造最复杂、损伤机会亦较多的关节。

40 岁以后，由于骨质结构、成分发生变化，导致骨的退行性变，这就是我们常说的骨刺。人体为了维持正常的生理结构和功能，这些增生的骨刺可能朝向四周，刺激肌肉、韧带、血管、神经等而导致损伤和疼痛，这就是老年人容易出现膝盖疼痛的原因。

由于膝关节的主要运动是屈伸，你每超重 1kg，你的膝盖就会承受 6 倍的重量。肥胖之人，体重严重超标，在 6 倍的作用力之下，膝盖慢慢的

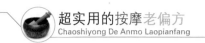

就会受到损伤，日久之后，病痛也就发作了。想想看，大负荷、大压力之下，每天让你超强度的工作 15 个小时，2 个月之后，你的身体会变成什么样？

由于引起膝关节疼痛的原因很多，比如西医上谈的劳损、不良姿势、运动损伤引起的膝关节疼痛，骨关节炎、风湿性关节炎引起的膝盖疼痛等，中医上谈的肾虚膝痛、风热膝痛、寒邪膝痛、气血虚痛、湿邪膝痛、瘀血膝痛等等。故而，治疗方法也就相对较多，有内服药物治疗的，有外贴膏药治疗的，有保守治疗的，有手术治疗的，有针灸治疗的，有理疗烤电的，等等，这里，我说一个按摩的小偏方，不管什么原因导致的膝痛，只要坚持应用，都有效果。方法简单，人人都能做。

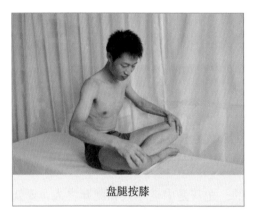

盘腿按膝

操作 首先盘坐在床上，两手自然放在两个膝盖上，右手放在右膝盖上，左手放在左膝盖上，手心正对膝盖；手掌和膝盖挨紧之后，用手按揉膝盖而转动；往哪个方向转动都无所谓，约 30～50 次。

操作 然后提拿髌骨，双腿自然伸直，用五指抓住髌骨，向上提起，一提一放，约 30～50 次。

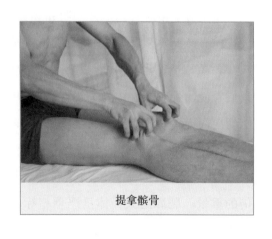

提拿髌骨

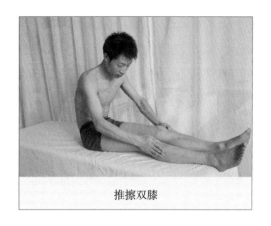

操作 最后推擦膝关节，双膝微屈曲，用两手的掌指面分别附着大腿两旁，然后稍加用力，沿着大腿两侧向膝关节处推擦，约 3 ~ 5 分钟。

推擦双膝

温馨提示

　　注意，①不能用手搓摩膝盖上的皮肤；②能把膝盖推动、提起则更好；③由于膝关节疼痛敏感，故而，手用的力度要由轻到重，再轻再重地做，不可一开始就用很重的力气来做；④如果自己做起来不方便或者身边有"伺候"自己的人，那么，也可以让别人来给你做。

　　最后，要说一点的就是，在用这个办法的同时，服用专业医生给你开的药物，效果更好。在日常生活中该如何预防膝关节疾病，专家医生建议如下。

　　1. **多食含钙丰富的食品，预防骨质疏松**　特别是多食奶制品（如鲜奶、酸奶、奶酪）、豆制品（如豆浆、豆粉、豆腐、腐竹等）、蔬菜（如胡萝卜、小白菜、小油菜）及紫菜、海带、虾、鱼等海鲜类。另外，应该多晒太阳以及补充维生素 D，以促进钙吸收。但应注意一定要在医生指导下补钙。

　　2. **注意关节保暖**　膝关节处皮肤下软组织很薄，皮下即是骨头，关节受凉常诱发本病的发生，所以注意膝部保暖对于预防很重要。

　　3. **避免长时间站立及长距离行走**　因为他们会增加关节承受力及加速关节退变。

　　4. **避免过度负重**　比如日常生活中手提重物时间不要太长，登山攀岩以及负重奔跑、行走等运动量适度等等，减少关节面的摩擦、磨损。

5. 每天进行适当和适量的体育锻炼，日常生活中避免猛然站起和坐下

有人建议"洗澡时在温水浸泡中按摩膝部"是一种首选的保健方法。有规律的运动能够通过加强肌肉、肌腱和韧带的支持作用而有助于保护关节，预防骨关节病的发生。

腰痛很常见，快把手背按

引起腰痛的原因很多，约有数十种，比较常见的有肾虚、腰部骨质增生、骨刺、椎间盘突出症、腰椎肥大、椎管狭窄、腰部骨折、椎管肿瘤、腰部急慢性外伤或劳损、腰肌劳损、强直性脊柱炎等。不管哪一种腰痛，都可以用下面的按摩方法来治疗。

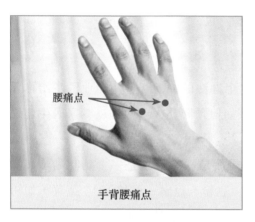

腰痛点

手背腰痛点

在手背部位，一处为示指和中指根部骨节的结合处，另一处在无名指及小指根部骨节的结合处，这两处就是我们常说的腰痛点。腰痛的时候，按压这两点，往往就会感到疼痛比较明显。

一般来说，左边腰痛的时候，最好按压右手上的"腰痛点"，右边腰痛的时候，最好按压左手上的"腰痛点"。如果腰的两边都疼，这时，我们可以用同样的方法来按压双侧"腰痛点"这四个部位，哪个部位最疼，就先按揉哪个部位，直到这个部位不疼了，腰疼也就减轻了好多。

至于按揉方法，很简单，用大拇指、示指、中指等的指尖哪一个按揉都可以。一天的次数不限，一次按揉的时间也不限，以按揉之后腰痛减轻或消失为度。

有一位患者，患有腰椎间盘突出症，腰疼得很厉害，急则治其标，本来想用针刺的办法让其疼痛减轻，可没想到的是患者竟然怕针，听说要针灸，

吓的直摆手，只好变通一下，让他自己按揉手背上的"腰痛点"，可是他自己用不上劲，这时，我让助手给他按，刚压倒左手上的"腰痛点"，他就说"疼疼疼"，力量由轻到重，两三分钟后，嘱咐病人活动一下腰，发现已经不是很疼了。

预防老年痴呆，常搓脚心和手指

以前，很少听说过老年痴呆症，可最近一二十年来，不但常听到这个词，而且还经常能见到这类病人，有人说与遗传有关，也有人说与环境有关。老年痴呆症也被称为"大脑衰退症"，目前中国有 1000 万患者，占全球患者数的 1/4，其中，60 岁以上老年人患病率为 5%；65 岁以上老年人患病率为 7.8%；80 岁以上为 20%。继脑卒中、心血管病、癌症之后，老年痴呆症已经成为老年人第四位健康杀手。

一、可能患有老年痴呆症的九种信号

有专家介绍，如出现以下九种信号，就要小心老年痴呆症的发生。

1. **记忆障碍** 常常表现为"丢三落四"、"说完就忘"，同一问题反复提问。

2. **视力障碍** 不能准确地判断物品的位置，找不到自己的房间、床，分不清衣服的左右、反正。

3. **语言障碍** 虽然口若悬河，可是听者却不能听清他的话语，口吃而含糊。

4. **书写困难** 写出的内容词不达意，甚至写不出自己的名字。

5. **失用和失认** 原来可以熟练地骑车、游泳，病后不会了，不认识自己的亲人和熟悉朋友的面孔。

6. **计算障碍** 购物不会算账，严重的连最简单的加、减法也不会了。

7. **判断力差，注意力分散**

8. **精神功能障碍** 常常出现狂躁、幻觉、性格改变等。

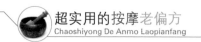

9. **运动障碍** 无目的地来回走动，到处开门、关门，大小便失禁等。

二、预防老年痴呆症的按摩疗法

老年性痴呆症一旦出现，至今还没有任何方法可以阻止其发展，也无特效药可以进行有效的治疗，但是早期采取积极的预防措施却可以减少患病率。因此，预防老年痴呆，防患于未然，就显得格外重要。能有效预防老年痴呆症的办法就是搓脚心、搓揉手指。下面为您介绍几种预防老年痴呆症的按摩疗法。

1. **搓脚心** 常搓脚心，可防衰老。这是因为脚心的涌泉穴是足少阴肾经的起点。按摩涌泉穴，有滋阴补肾、颐养五脏六腑的作用。因此，经常搓脚心，可以改善机体循环和神经泌尿等系统功能，提高免疫力，抗老防衰。对头晕、头痛、失眠多梦及血管神经性头痛等也有一定的疗效。

搓脚心的方法有三种：干搓、湿搓和用酒搓。

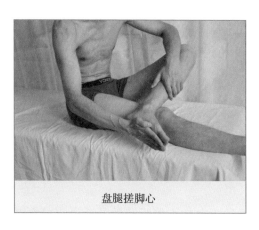

盘腿搓脚心

坐在床上，盘起左腿，用左手握住左脚背的前部，用右手手掌心沿着脚心上下来回进行搓动100次，用力要适中，搓至脚心发热为止。然后，右手对右脚做同样动作。也有人先将双脚浸泡在温度适中的水盆中，浸泡数十分钟，至双脚发红。擦干后，再按干搓的方法搓左右脚心，这样的效果就比单纯搓脚心好。

更有人在搓脚心时，从酒瓶中倒出30g左右的白酒，用手蘸少许白酒再按上述方法搓脚心。把酒搓干就可以了。这样预防效果更好。

方法对了，关键就是坚持了。只要能持之以恒地搓脚心，就能得到自己想要的效果，希望大家的身体都更好。

2. **搓揉手指** 有医家介绍搓揉手指也能对老年痴呆起到一定的预防作用。搓揉手指简单、方便、易行，尤其对老年人较为适合。从中医观点来看，手上集中了许多与健康有密切关系的穴位，联系着全身的内脏，适当地刺激这些经络穴位，有助于保持健康，某些症状也可以得到改善。经常以手指为中心进行各种活动，可以地大脑皮层得到刺激，保持神经系统的青春活力，对老年痴呆可起到有效地预防作用。

（1）十指屈伸：十指抓拳后伸展，做 8~16 次。然后两手握拳后，先拇指与小指同时伸开，再示指与无名指同时伸开，中指不动；再是示指、无名指与中指相合，最后是拇指、小指与其他 3 指相合成拳。这样手掌一屈一伸为 1 次，做 20 次。

（2）手指节奏操：先用右手拇指依次揿按其余 4 个手指的指头，即先分别揿按示指 2 次，中指 1 次，无名指 3 次，小指 4 次，然后反过来分别揿拉无名指 3 次，中指 1 次，示指 2 次。即采用 2、1、3、4、3、1、2 的顺序，总共揿按 20 次。接着换左手操作。

（3）用拇指及示指抓住小指根部正中，早晚揉捏刺激这个穴位50 次。

（4）两手十指交叉，用力相握，然后突然猛力拉开，给予手指肌肉神经必要的刺激，每次 10 多回。

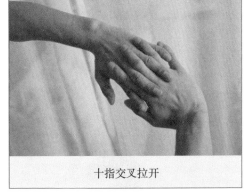

十指交叉拉开

（5）用另一手的拇指尖捏掐刺激手掌中央（手心劳宫穴），每次捏掐 20 次，既有助于血液循环，又对安定自律神经有效。

（6）经常用拇指及示指揉搓中指尖端，每次 3 分钟，这对大脑的血行很有好处。

（7）手指运动：经常进行手指的运动，如打球、拉二胡、拉风琴、弹风琴、绘画、写书法、玩健身球等。

自己可选练以上方法中的 2~4 种搓揉手指的方法，不拘场合，不限时间，坚持锻炼必有成效。

3. **健脑按摩** 两手呈爪状，以十指指肚紧贴头皮，从前发际到后发际梳理，做"梳头"动作 20 次。然后两手拇指按在两侧太阳穴，其余四指顶住头顶，拇指做上下方向的直线滑动按揉 20 次。最后，两拇指尖或中指尖压在太阳穴上，用较强的力量做相对持续按压的手法 1 分钟，以局部酸胀微痛为宜。有时可在太阳穴附近多按压几次，寻找到按压时酸胀感明显的地方，可让两侧指尖下酸胀感觉连成一条线样，横贯头脑，按压这样的位置效果是很好的。

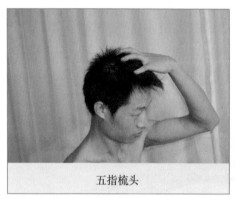

五指梳头

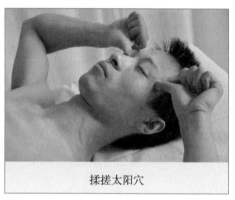

揉搓太阳穴

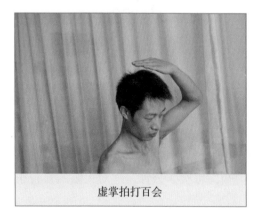

虚掌拍打百会

最后拍打百会穴，先全身放松微闭双眼，用一手五指并拢，掌指关节微屈，用虚掌轻轻拍打头顶正中（百会穴），手法由轻慢慢加重，频率较慢，每次拍 20 下。拍打后，头皮如有发痒胀大的感觉是正常反应。

一项最新研究结果表明，健脑活动有助于延缓大脑衰老，而且健脑时间不用长，10 次健脑训练，大脑的反应和认知能力在今后 5 年中都能因此受益。专家温馨提醒您：在日常的生活中，老年朋友生活一定要有规律，不能过度劳累，适当锻炼，保持心情愉快，避免精神刺激，勿吸烟，多食清淡类的食物，少食或不食刺激性的食物。

动脑是预防痴呆症的妙方。大脑的功能，遵循"用进废退"的基本生物学原则。可借助对脑部的各种刺激与锻炼来促进脑细胞的活力并防范老年痴呆症。应多动脑，经常观察和思考，保持事业心和创造力。可写写文章、学学绘画、听听音乐、养养花草、下下象棋、拉拉二胡、唱唱京剧等等。总之，经常想着用各种办法刺激脑细胞，使之保持旺盛的活力。

老年人每天都要参加一些体育锻炼和做些家务活，快走、慢跑、游泳、跳舞、打太极拳等比较柔和的有氧运动，都有利于老年人预防老年痴呆症。积极主动参加各种形式的活动，如朋友聚会、文娱表演、棋牌、旅游等活动，这些活动都有助于大脑的锻炼和增加生活的情趣。

生活中要保持乐观豁达的精神，学会心理自我控制和调节。老年人要学会"想开点"，保持一种宽大平静的心态，同时还需要保持一种乐观的精神，心放宽，常乐观待人处事。

德国医学家的研究表明，常年吸烟者脑组织呈现不同程度萎缩，易患老年性痴呆。因为长期吸烟可引起脑动脉硬化，日久导致大脑供血不足，神经细胞变性，继而发生脑萎缩。

老年朋友一定要定期体检，尽可能早的发现老年痴呆的先兆症状，及时采取预防措施。早发现、早诊断、早治疗对延缓老年痴呆的发展有非常重要的意义。老泪灯前湿白须，不是我们愿意看到的。祝更多的老年人健康长寿。

肌肉扭伤用拨法，效果立显很神奇

生活中人们经常发生软组织肌肉韧带拉伤、扭伤等。大多数人都先冷敷1~2天，再用活血止痛类药内服外用治疗。效果还可以，但都得需要2～3周才能完全治愈，很少有立竿见影功效的方法。以下手法系从民间按摩师治疗软组织"筋出槽"手法演变而来。

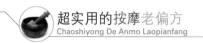

下面先以颈项部扭伤疼痛为例介绍手法的具体操作。

患者取坐位或俯卧位，术者先用轻柔按摩手法使周围肌肉放松。让患者缓缓转动颈部向各个方向活动，体会在哪种姿势、哪个方向活动时颈部疼痛受限明显。找出、找准颈部活动受限时的痛点，如颈部旋转时疼痛受限，痛点多在同侧颈部下方处。如部前屈时活动受限，痛点多在肩胛骨内上方处。如颈部后伸活动受限时，痛点多在肩胛内上角或颈肩交界处。如侧屈活动受限时，痛点多在同侧脖子侧方处。

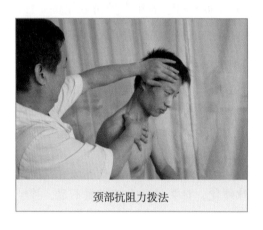
颈部抗阻力拨法

找准颈部活动受限时的痛点后，嘱患者保持其活动受限时颈部姿势，术者一手扶其头的一侧，使其继续向受限方向适当用力转动，力度以患者能感到疼痛并能忍受为度。同时术者用扶头的手对抗患者颈项的活动，这样可以将痛点处肌肉绷紧。用另一手拇指横向拨痛点数次，然后再顺肌肉走行方向理顺几下即可。

拨法操作时宜手法轻柔和缓，勿需过大力量，否则效果反而不理想。横拨揉顺之次数也并非多多益善，一般每次 4～10 下即可。若使用局部拨法后，疼痛缓解不明显，可稍停一会，再重复按上述方法操作一次，手法效果好坏与疼痛点处肌肉绷紧有很大关系，这样可使拨法的力量能作用到病变之处。若局部操作次数过多，一则徒增患者痛苦，二则可加重局部软组织的损伤。做完后让病人不要过多的活动颈部，最好低枕卧床使颈部肌肉相对休息，以利于患处组织的自身修复。

此方法可以应用于全身其他部位软组织拉伤、扭伤等。方法同上一样，关键是在自主活动肢体或躯干时找准疼痛最重的地方，然后，让患者主动做能引起疼痛的动作。做动作时，你得用一手用力对抗对方的动作，例如他伸前臂时疼痛厉害，就让他在抗阻力的情况下伸前臂，使疼痛点处肌肉或韧带紧张，然后用另一手在疼痛最著处横拨揉顺。力量不宜太大，能作用到病所即可，操作次数同疗效关系不大。效果不好的原因多是痛点不准，或是疼痛最剧烈处肌肉韧带没有绷紧，使手法的作用力不能有效地作用于患处。患者治疗后即时、近期止痛效果好，远期效果各人差异较大，可能同受伤时的严重程度、伤后的休息调养有关。

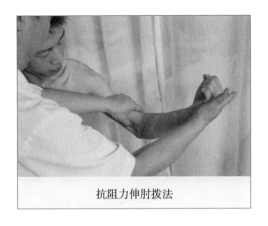

抗阻力伸肘拨法

此手法在患者刚受伤时使用，效果很好，好多病人都是手到病除。究其原因可能是按中医说法经筋刚出槽，周围组织没有渗出水肿，局部拨法可及时使出槽的筋回归本位，从而对周围组织气血的运行影响较小，气滞血瘀的情况较轻，病人也就恢复的较快。手法操作时使患处肌肉绷紧，可以让大夫用较小的力量就可以有效地作用到疼痛病位，可减少施术者的体力消耗。该方法操作简便、易学、安全，对急性软组织损伤的止痛效果好。

糖尿病患者的保健按摩法

糖尿病是一种全身慢性代谢性疾病，主要有 1 型糖尿病和 2 型糖尿病两类。本病是由于体内胰岛素的相对或绝对不足而引起糖类、脂肪和蛋白质代谢的紊乱。其主要特点是高血糖及糖尿。常见的并发症及伴随疾病有急性感染、肺结核、动脉粥样硬化、肾和视网膜等微血管病变以及神经病变。

糖尿病的典型症状有"三多一少"，多尿、多饮、多食善饥，一少是体重减少。平常总觉得疲乏无力，皮肤瘙痒、女性月经失调、男性阳痿等。

通过自我按摩可达到调整阴阳，调和气血，疏通经络，益肾补虚，清泄三焦燥热，滋阴健脾等功效。

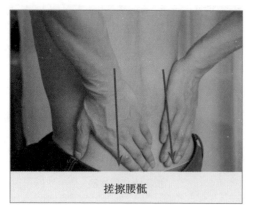
搓擦腰骶

1. **益肾补虚**　清晨起床后及临睡前，取坐位，两足下垂，宽衣松带，腰部挺直，以两手掌。放置于腰部肾俞穴（第二腰椎棘突下套开1寸半），上下加压摩擦肾区各40次，再采用顺旋转、逆旋转摩擦各40次。以局部感到有温热感为佳。

2. **调和阴阳**　清晨起床后及临睡前，取卧位或坐位，双手叠掌，将掌心置于下腹部，以脐为中心，手掌绕脐顺时针按摩100圈，再逆时针按摩100圈。按摩的范围由小到大，由内向外可上至肋弓，下至耻骨联合。按摩的力量，由轻到重，以患者能耐受、自我感觉舒适为宜。

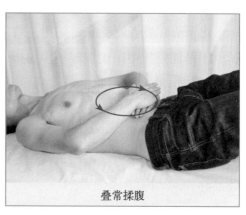
叠常揉腹

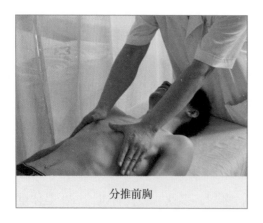
分推前胸

3. **分推前胸**　患者也可以请家人或朋友给自己做按摩。患者取仰卧位，家人或按摩者立于患者头侧，双手分别伸过被按摩者双肩，用手大鱼际或其余四指着力于胸肋部，从胸骨正中自上而下向两侧分推至左右腋中线，每次30遍。然后用手掌上下摩擦前胸，上至颈部下至心窝部位，每次100～200次，可激活胸腺，起到防病健身，祛病延年的作用。操作时不宜大力按压。

4. **横擦腰骶**　被按摩者取俯卧位，按摩者横擦被按摩者腰骶部肾俞穴与命门穴，反复操作约 1 分钟。施术时以手的尺侧置于腰骶部，作横向直线往返擦动，至皮肤微红温热。

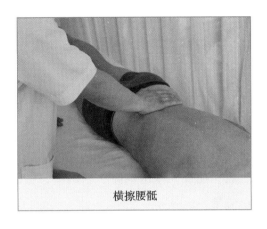

横擦腰骶

糖尿病患者的自我按摩以胸腹部、腰背部等部位的经络、穴位为主。一般采用先顺时针按摩 100 次，再逆时针按摩 100 次的方法进行，或者每次各按摩腹部 5 分钟。左右手交换进行或同时按摩。

自我按摩防治高血压病

随着生活方式和饮食习惯的改变，高血压便成了现代人最常见的慢性病，也是心脑血管病最主要的危险因素。脑卒中、心肌梗死、心力衰竭及慢性肾脏病是其主要并发症。本病病因尚不十分清楚，其中长期精神紧张、有高血压家族史、肥胖、饮食中含盐量高和大量吸烟者发病率较高。国内外的实验证明高血压是可以预防和控制的疾病。降低高血压患者的血压水平，可明显减少脑卒中及心脏病的发生，显著改善患者的生存质量。因此，不管是高血压患者还是高血压高危人群都会对自己的血压状况十分敏感，心情也会随血压的升降而起伏不定，烦躁焦虑。其实，只要掌握一定的按摩方法并配合相应的饮食和药物治疗，战胜高血压并不困难。

血压达到确诊高血压水平，低压（舒张压）大部分时间波动在 90～100mmHg，高压（收缩压）大部分时间在 140 mmHg 以上，休息后能够减轻，临床上无心、脑、肾等脏器的并发症表现。表现为头晕、耳鸣、心悸、眼花、记忆力减退、手脚麻木、疲乏无力、易烦躁等症状。治疗高血压的主要目的是最大限度地降低心血管发病和死亡的总危险，对于合并糖尿病或肾病等高危病人，血压应在病人能耐受的情况下酌情降至更低水平。

对于高血压病来说，除注意情绪调节和药物治疗外，自我按摩保健是一种很好的防治措施。自我按摩中最常用的两种手法是整体调节和局部刺激。整体调节按摩手法主要作用在人体丰厚的肌肉和体表上，例如拿捏双上肢、捏揉、叩击双腿、划侧头，目的是刺激局部肌肉以扩张血管，增加血流量。

局部刺激主要是刺激穴位，例如揉太阳、揉风池，目的是直接刺激神经以达到扩张血管、缓解症状的作用。外周血管一旦充分扩张开，血液就会顺利地分布于全身，释放了中枢主动脉的过高压力，从而达到降压的效果。局部刺激的主要穴位按摩方法如下。

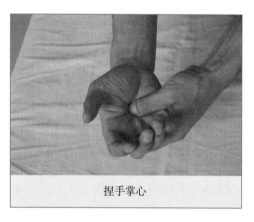

捏手掌心

1. 捏手掌心 血压急剧上升时，捏手掌心可作为紧急降压措施。方法是先从右手开始，用左手的大拇指捏按右手掌心，一紧一松交替按捏，并从手掌心一直向上按到指尖，然后返回掌心，直到每根指尖都按到。然后再照样按左手掌。

2. 按摩涌泉法 中医认为高血压病与肾、肝密切相关，患者不妨经常按摩涌泉穴，刺激肾经，起到舒经活血降压的效果。穴位在双足底部，卷足时足前部凹陷处，约第 2、3 趾趾缝纹头端与足跟连线的前 1/3 与后 2/3 交点上。方法是取坐位于床上，用两手拇指指腹自涌泉穴推至足根，出现局部热感后再终止操作，每日 1 ~ 2 次。临床上足浴、按摩涌泉两者常同时进行，如北京四大名医之一的施今墨老先生，每晚用花椒水洗脚后翘腿，常用左手心或小鱼际按摩右足心、用右手心按摩左足心各 100 次。施老称此为"足心上的健身术"，认为其可"引热下行，壮体强身"。现代研究证明，此法能降低交感神经兴奋性，促进血液向外周流动，能有效的缓解高血压症状，如头痛眩晕、烦躁易怒、视物昏花、踩棉感等，适合在睡前操作。

3. **推桥弓** 被按摩者取仰卧位，按摩者用拇指或四指着力，压力适中，自上而下推桥弓穴（胸颈乳突肌中央，即：仰头，颈前两大筋中央，位于人体脖子两侧的大筋上）。施术时用一手拇指指腹自上而下推抹一侧桥弓，压力适中，两侧交替，1分钟后再换另一侧，切忌同时推抹，共2分钟。推时用力宜轻不宜重，以被按摩者感觉舒适为度。

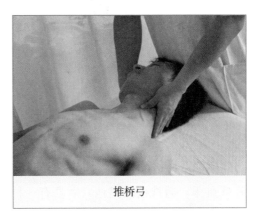

推桥弓

推桥弓可以刺激颈动脉压力感受器从而有效降低血压，但是切忌双侧同时刺激以免血压骤降造成昏迷。

4. **揉风池、曲池、太冲至行间穴**

（1）风池穴：风池最早见于《灵枢·热病》篇，"风为阳邪，其性轻扬，头顶之上，唯风可到，风池穴在颞颥后发际陷者中，手少阳、阳维之会，主中风偏枯，少阳头痛，乃风邪蓄积之所。"风池是足少阳胆经的穴位，位于头项之交界处，是正好要进入头部的地方。它的作用就像是一道护城河，把头部护卫起来，不让风邪入侵，因为巅高之上，唯风可到。

风池穴位于后项部，枕骨之下，胸锁乳突肌与斜方肌上端之间的凹陷处。两条大筋外缘陷窝中，相当于耳垂齐平。

按揉风池穴，具有祛风解表、平肝熄风、清热明目、健脑通络的功效。对高血压、颈项强痛、头痛眩晕、失眠健忘、眼睛疲劳、耳鸣的人都有很好的疗效，并可以预防感冒。

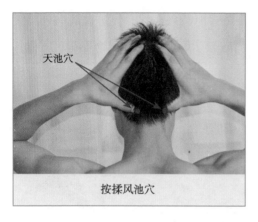

天池穴

按揉风池穴

操作 按摩时双手十指自然张开，紧贴枕后部，以两手的大拇指按压双侧风池穴，柔和而有力地按压，按压的同时，抬起下颏使头后仰，稍感酸胀为宜。以自感穴位处发热为度。

风池穴不仅能有效增加颅内血运，而且能起到抑制过度兴奋的各级神经，降低血压。通常按揉风池穴后会有一种全身放松，头轻目明的欣快感觉。注意按揉风池穴时一定要闭目操作才能取得较好的疗效。

无感冒先兆时，按压酸胀感不明显。酸胀感若很明显，说明极易感冒，此时就要勤于按摩，且加大按摩力度。当出现感冒症状，如打喷嚏、流鼻涕时，按摩也有减缓病情的作用。

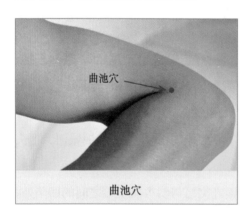

曲池穴

曲池穴

（2）曲池穴：位置在屈肘时肘横纹外侧端，当尺泽与肱骨外上髁连线中点。手阳明大肠经的合穴。点按曲池穴（在两侧肘部横纹外侧端凹陷处，按压上去有酸重感），有缓解上肢不适以及清热泻火作用。

用拇或示指指腹端按压此穴。每次2分钟左右，每日2次，力度宜适中。需要注意的是，此穴容易造成流产，孕妇禁用。曲池穴还能治疗高血压、手肘疼痛、眼疾、贫血等症状。

（3）太冲穴：太冲穴是肝的原穴，是排除体内浊物的最大穴。揉太冲具有疏肝解郁的作用，是人体穴位中调节情绪作用最好的穴位之一，又叫"消气穴"、"出气筒"。揉太冲能有效缓解精神压力，从而辅助治疗高血压。

太冲穴位于大脚趾和第二个脚趾之间的缝隙向上 1.5cm 的凹陷处，第一、二趾跖骨连接部位中间处。

中医讲百病从气生，气从哪儿生呢？从肝那儿。气大伤肝，所以您平时一定要少生气，一气病就挡不住了。有时候您不能光解决这个表面的生理症状，真正的病根还在心里结着呢。百病从心生，要想去掉心病，就得去掉肝火，就得增强肝的解毒功能。肝的解毒功能一旦增强了，血液就清洁了，您就不会得高血脂等病了。

正确的方法是首先把指甲剪平，然后掐进去，仔细找一找最痛的点，把它推按转移到行间穴上去，因为行间是散心火的，一旦火散到行间就基本上发出去了。需要注意的是，揉的时候要从太冲穴揉到行间，可千万别揉反了。

按压这个穴位前，最好先用温水浸泡双脚 10～15 分钟，再用左手拇指指腹揉按右太冲穴，3 分钟后换右手拇指指腹揉按左太冲穴 3 分钟。反复 2～3 次，共计 10～15 分钟。揉按时要有一点力度，以产生酸胀甚至胀痛感为宜。这种方法最适合那些爱生闷气、有泪往肚子里咽的人，还有那些郁闷、焦虑、忧愁难解的人。建议可以在饭后 1 小时进行按摩。

（4）行间穴：位置在足背侧，当第一、二趾间，趾蹼缘的后方赤白肉际处。是人体足厥阴肝经上的主要穴道之一。按摩方法同太冲穴按揉法。主治宿醉不适、肝脏疾病、月经过多、失眠等症。现代常用于治疗高血压、青眼疾、功能性子宫出血、肋间神经痛等。

高血压是一种慢性疾病，治疗过程比较长，因而临床上多采用中西医结合、小剂量、多种药物联合及交替使用，以期减少副反应，防止或延缓产生耐药性。临床中给高血压患者进行药物治疗的同时，常嘱咐患者采用自我按摩疗法防治高血压，可有效地防止药物的毒副反应，且降压和全身症状效果明显。自我按摩不但可以缓解精神紧张，而且可调节大脑皮层功能，改善脑内血液循环，使微血管扩张，血压降低，防止动脉硬。还可以调节植物神经系统和内分泌系统的功能，适当缓解血管长时间的收缩，减轻血液对血管壁的持久压力，起到有效预防高血压的作用。

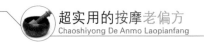
自我按摩可以缓解更年期综合征

有次出门诊，进来一对母女，进诊室后都阴沉着脸，谁也不先说话。

"我妈脾气一直都挺好，但这一年多来突然就变得很爆躁，总是冲我们莫名其妙地发火。"小女儿终于没忍住，向医生倒起了苦水。前些日子，为了过好母亲节，一家人说好一起泡温泉。可就为了戴不戴游泳帽的问题，其母亲冲大家大发了一通脾气，弄得全家人兴致全无。"我妈这算是更年期症状吧？"

"我才46岁，什么更年期，我根本没病！你们就是嫌弃我才给我扣这个帽子！"一旁的母亲也满腹委屈。"我也不想发脾气，可是我真的控制不住啊！干什么都觉得烦，再说我也不想吃药，不管是中药还是西药，我吃完胃里就不舒服。"……这就是典型的更年期综合征表现。

我们都知道，更年期几乎是每个人的人生中都不得不面对的一个阶段。女性在45~55岁时，卵巢功能逐渐衰退直至丧失，生殖器官开始萎缩，绝经，并逐渐显出衰老的迹象。随着生活节奏的加快，压力的加大，不少女性朋友发现更年期会提前到来，或者虽然更年期没有提前到来，却发现更年期的症状表现比较严重，对家庭生活、工作和人际关系等有很大的影响。女性在更年期阶段承受的压力越大，产生的症状就越明显。

人在进入更年期之后，更年期综合征会让一个人的情绪时常"阴晴不定"，给家庭生活造成很大的影响，同时更年期综合征也会影响身体健康，稍不注意就会有许多的老年病出现，所以建议大家重视对更年期综合征的防治，平时也要用心调养和护理。

人到了更年期，一般生理性的躯体变化表现常在精神症状之前出现，往往随着病情发展而加重，经过治疗后这些躯体症状消失的也会比精神症状早。这些症状包括血管舒缩变化及精神、情绪方面的改变，表现轻重不同，持续时间亦有差异，有的在绝经后2~5年后消失，有时可持续10年之久，亦有少数妇女无明显不适。

更年期虽然简简单单的三个字，却埋藏着很严重的危害，如果更年期综合征发展至后期，精神状况就会变得十分糟糕。在日常生活环境中，可以觉察到月经变化，睡眠障碍，眩晕、乏力、心悸、胸闷、四肢麻木、发冷或发热、血压脉搏不稳等。通常起病时，病人常表现为情绪低落、郁郁寡欢、焦虑不安、过分担心发生意外，以悲观消极的心情回忆往事，对比现在，忧虑将来。情绪沮丧、思维迟缓、反应迟钝，自感精力不足、做事力不从心、对平常喜欢的事提不起兴趣，特别是易疲劳，休息后也不能缓解。病情严重的患者，会感觉周围的人都在议论她，甚至有人要害她。由于患者的心理是十分脆弱的，对待更年期患者是要有十分的用心才行，特别是针对更年期抑郁症患者更该表现出极度的关怀，让她觉得原来她是被重视的。

中医认为更年期症候群是肾气不足，天癸衰少，以致阴阳平衡失调造成。妇女将在经断之年，先天肾气渐衰，任脉虚，太冲脉衰，天癸将竭，导致身体阴阳失和，经脉失于温养而出现一系列紊乱的症候。

患有更年期综合征的女性，虽然不用担心会发生什么病变，但眩晕耳鸣，心悸失眠，烦躁易怒，情志异常等表现却使人难以忍受。目前来说，对于更年期综合征还没有什么特效药，而推拿按摩在治疗更年期综合征这方面有着不错的效果。

基本操作：患者可取仰卧位、俯卧位、坐位，先选择头部按摩，摩腹后再按揉脊柱两侧膀胱经循行部位等方法进行。一般每穴按摩时间 1~2 分钟或在中医师指导下具体选择。

1. **头部按摩** 人的头顶有一个百会穴，用力按压这里，不仅局部会出现麻胀感，还会觉得有一种力量深入到脑子深处。按压百会穴后，一般人都会有一种头清目明的感觉。有了这种感觉，就说明按压取得了效果。在按压百会穴的同时，用大拇指压按印堂、太阳穴，每天 2~3 分钟，以产生热感为佳。

2. **腹部按摩** 取仰卧位，以右手鱼际先揉按腹部的神阙穴、气海穴（体前正中线，脐下 1 寸半）、中极穴（体前正中线，脐下 4 寸），再以右手拇指指腹罗纹面依次点按双侧下肢的三阴交穴，每穴 2~3 分钟。最后以双手重叠用掌心按摩小腹部，作逆时针和顺时针方向的交替揉动，逆多顺少为调补，持续操作 5 分钟，力度要柔和。

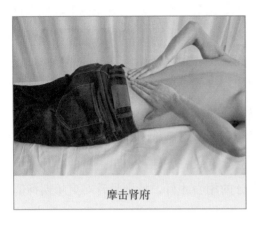
摩击肾府

3. **背部按摩** 改取俯卧位，将双手掌分别放在腰骶部两侧，自上而下用力搓擦腰骶部 1~2 分钟，以腰部发热为佳。再以双手拇指指端依次点按肾俞、命门、八髎等穴各 3 分钟，以有酸胀感为度。然后用手掌小鱼际穴侧擦足底涌泉穴（左手擦右足，右手擦左足）各 100 次，以发热为度。

也可以请家人或朋友按摩背部。先点按患者背部的厥阴俞、膈俞、肝俞、脾俞、肾俞、命门穴，每穴 2 分钟，然后用手掌小指侧擦背部正中线和两侧，用搓热的手掌横擦肾俞、命门穴，以透热为度。然后用双手示、中指的中节桡侧横抵于皮肤上，拇指置于两指上方的皮肤处，于骶尾部长强处用两手共同捏拿肌肤，循脊椎捻动上移，直至大椎穴。每次反复捏脊 4~7 遍（提脊法）。

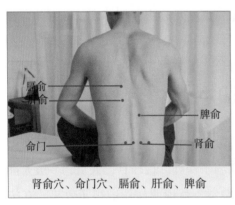
肾俞穴、命门穴、膈俞、肝俞、脾俞

膈俞
肝俞
脾俞
肾俞
命门

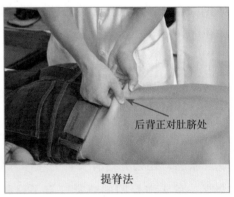
提脊法

后背正对肚脐处

休息的时候或者睡前可以做这些按摩动作，还可以让烦躁的心情放松下来，缓解更年期症状。除此之外，传统的搓手、摩面法也有助症状的缓解。搓手：中医认为手三阳、手三阴经均循行至手，双手互搓，即通过手背、手掌、手指、手腕的摩擦，直至感到局部发热。长期坚持不仅改善睡眠，又可延缓容颜衰老。建议女性每天早晚各做一次。摩面：将搓热后的两手掌，从额部顺鼻子两侧擦至下巴，再向上经过两腮回摩至额部，轻轻摩转 30~50 次，使面部发热。

专业人士提醒：按摩治疗更年期综合征还需注意以下事项。

（1）更年期自我按摩最好在 45 岁左右开始做，坚持每日早晚各做 1 遍，能起到预防和减轻症状的作用。

（2）绝经前后诸症是每个妇女都要经历的生理功能紊乱时期，应以客观、积极的态度对待，消除忧虑，保持心情舒畅，积极参加社会活动，使精神有所寄托。

（3）可以配合中药和针灸治疗，适当参加体育锻炼，以提高疗效。

（4）注意饮食调理。

中医按摩妙治小儿积食

儿童阶段，正是长身体的关键时期，可是肠胃问题常常让家长很担心。现在生活条件好了，节日里孩子大吃大喝的情况虽然少了，但因为儿童自我控制的能力差，吃的东西杂，喜欢的食物很难抑制吃的欲望，因为吃的多，常常造成肠胃疾病，饮食不调损伤肠胃，食物停滞于中焦，出现腹泻、便秘、消化不良等"积食"症状，积食导致消化功能紊乱还是大有人在。如红薯和花生，冷热食物混合吃，尤其是先吃热食后吃冷食，更容易造成食物在胃内"打架"。吃过多油腻的食物后腹部受凉，也是导致胃肠功能失调的诱因。便秘了，家长担心；吃不下东西，家长也担心；腹泻了，家长更担心。

因为伤食引起的脾胃不和，一定要先消食化积。通过消食化积，给孩子一副好肠胃。孩子肠胃正常运转，才能正常吸收茁壮成长。儿童积食不是小问题，它会增加宝宝肠、胃、肾脏的负担，还可能给这些脏器带来疾病。所以做家长的一定要注意。

1. 小儿积食的表现

（1）宝宝在睡眠中身子不停翻动，有时还会咬咬牙。所谓食不好，睡不安。

（2）宝宝最近食欲明显不振。

（3）可以发现宝宝鼻梁两侧发青，舌苔白且厚，还能闻到呼出的口气中有酸腐味。

如果你的宝宝有上述症状，那就是积食的表现了。积食会引起恶心、呕吐、食欲不振、腹胀、腹痛、腹泻、便秘、口臭、皮色发黄、精神萎靡等症状。

2. **按摩疗法** 解决消化不良的方法很多，最好的方法是预防。建立良好的生活及饮食习惯，定时起居作息，定时定量进餐，不大量进食生冷食物。相对于使用药物解决孩子消化不良的问题，中医的按摩保健手段对于孩子来说更适合。

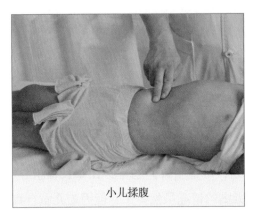

小儿揉腹

操作 揉腹：令小儿仰卧、两腿屈膝。将一手掌或食中两指指腹放在患儿腹部，顺时针方向先从心窝处开始螺旋样揉腹。手法比摩法稍重一点，由轻、慢到重、快，边揉边移动，直至下腹部，再揉回上腹部，反复转圈。

温馨提示

一般5～8分钟左右，腹部便有松软感，症状即能减轻。

操作 捏脊疗法：首先让宝宝俯卧或侧卧在床上，背部保持平正，肌肉尽量放松；家长站在宝宝身体一侧，以两手在拇指、食指和中指捏其脊柱两侧，随捏随提，向上捏起宝宝背部正中脊椎两侧的皮肤交替自下向上捻动，一直推到颈后与肩平的大椎穴，一次捏五六遍。

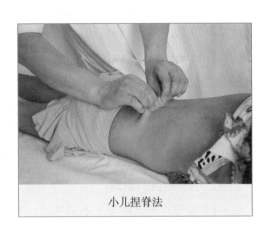

小儿捏脊法

温馨提示

一般每天捏一次，7～10天为1个疗程。

对一些不惧疼痛的儿童，在捏背脊的过程中，还可适当用力拎起孩子的肌肤，称为"提法"，每捏 3~5 次提一下，可增加对相应穴位的刺激量。提和捏的力度应以孩子皮肤微红为宜，不可过度，以免使小儿对手法有恐惧感，从而不能坚持下来。

捏背脊是我国传统医学中另一种古老而实用的疗法。人体背部的正中为督脉，督脉两侧为足太阳膀胱经，这两条经脉是人体抵御外邪的第一道防线，捏脊疗法就是通过疏通这两条经脉来达到调整脏腑功能、扶正祛邪的目的。

（3）按揉三里：儿童通了大肠气以后，阳明的浊气降下去了，胃的浊气降下去了，孩子的食欲就提起来了。如果也化了食、大便也通了，孩子仍然不想吃饭，这时候还要考虑脾不升清的问题。可以按压足三里解决。足三里是用手指沿着胫骨往上推，到推不动的位置，有一小弧形凹陷处，就是足三里。足三里的主要功能是调理脾胃。足三里的意思是理上、理中和理下。这个足三里就是重点调节脾胃。即使是脾的病，也可以通过足三里调胃来实现。这是调整后天之气的一个很重要的穴位。足三里穴需要按揉 3 分钟以上才能起到效果。

这种疗法简便易行，痛苦小，见效快，且易学易懂易操作，有心的家长学会后，在家里就可常给宝宝做，对孩子以后的茁壮成长有着莫大的裨益。

专家表示，健胃消食之类药不是万灵丹，小儿积食问题不能通过吃健胃消食片来解决。日常生活中应以预防为主帮助您的宝宝调整好饮食结构。给孩子安排多吃些易消化、易吸收的食物，不要一味地增加高热量、高脂肪的食物。

孩子厌食怎么办？专家认为，首先要弄清原因，其实小儿不同程度的厌食大多不是由于疾病引起，而是由于家长缺乏喂养知识、不良的饮食习惯、不好的进食环境及心理因素等原因造成的。若不及时干预，时间长了就会引起营养不良、形体消瘦、面色萎黄等症状，严重者可影响到孩子的生长发育。

提倡七分饱，有益于健康。无论是哪种食物，再有营养也不能吃得太多，否则不但不能强健身体，在效果上只会适得其反，弄不好反而会形成食积、腹泻等状况，伤害小儿。

1. 在一些细节问题上，要注意激发儿童的食欲

（1）孩子吃剩的食物，不要勉强他吃完。

（2）不乞求孩子吃饭，不说"吃完饭，妈妈给……奖励"之类的话。

（3）不用威胁语言催孩子吃饭，吃少也不必着急。

（4）不限定饭量，偶尔多吃，也不必强行阻止。

（5）纠正挑食习惯，鼓励孩子吃多种食物。

2. 增强儿童食欲的方法

（1）儿童要按时吃饭，不要多吃零食，以免破坏正常食欲。

（2）让儿童经常坚持让孩子做户外活动。饭后散步，跑步、跳绳、骑车，适当增加活动量，能促进食欲。

（3）儿童的饭菜应经常换花样，形状要新奇，颜色要鲜明，香味要诱人，可以刺激食欲。

（4）轻松活泼的音乐能调节儿童植物神经，促进消化，使食欲大振。

3. 小儿按摩的注意事项

（1）此法适用于半岁至六七岁左右的儿童，因为年龄过小的宝宝皮肤娇嫩，力度掌握不好易损皮肤，而年龄太大的孩子则背肌厚，提捏难到位，疗效不佳。

（2）一般在早上起床前或晚上临睡前进行效果较好，或是在饭后2小时后再进行，每次按摩的时间不宜长，5~8分钟即可。

（3）室内温度要适中，捏脊者要先修整指甲，且手要够暖，手法要轻快，用力和速度要均匀。

（4）背脊皮肤有破损，或者患有疖肿、皮肤病及高烧时要暂停，有心脏病或有出血倾向的小儿不宜。

治疗小儿荨麻疹，按摩胸椎效果好

生活中有过这种经历的人应该不少：自觉皮肤突然发痒，并且很快出现大小不等的红色风团，有的呈圆形，有的呈椭圆形，有的呈不规则形。开始时单独孤立或散在，逐渐扩大，融合成片。有时仅有剧痒而无皮疹。这就是荨麻疹。它是一种常见的皮肤病。有 1/5 的人一生中至少发作过一次荨麻疹，荨麻疹不仅是成人的多发病，也是儿童的多发病、常见病。总地说来，荨麻疹并不是什么严重的疾病，但是它很让人心烦，因为它痒得实在是太厉害了。不过，如果不仅仅是皮肤上面有疙瘩，同时还伴随着嘴唇或口腔内部的肿胀，甚至导致呼吸困难，那么就需要立刻想办法医治了。

荨麻疹系多种不同原因所致的一种皮肤黏膜血管反应性疾病。表现为时隐时现、边缘清楚、红色或白色的瘙痒性风团，中医学称"瘾疹"，俗称"风疹块"。说起荨麻疹大家未必都知道，可一提起"风团"、"风包"大多数人都了解。儿童荨麻疹的特点多是过敏反应所致，其常见多发的可疑病因首先是食物，其次是感染。因年龄不同，饮食种类不同引起荨麻疹的原因各异，如以牛奶、奶制品为主要蛋白质来源的时候，引发荨麻疹

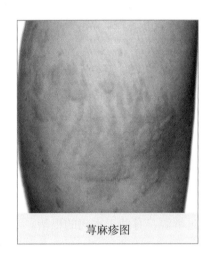

荨麻疹图

的原因多与牛奶及奶制品的添加剂有关。随着年龄增大，宝贝接触到的食物也越来越多，这时鸡蛋、蔬菜、水果、海鲜、零食都可成为过敏的原因。学龄前期及学龄期儿童，往往喜欢吃零食，零食种类及正餐食品较多，食品添加剂也更多，因此食物过敏的机会增多，诸如果仁、鱼类、蟹、虾、花生、蛋、草莓、苹果、李子、柑橘，各种冷饮、饮料、巧克力等都有可能成为过敏原因。

遇到这种情况，有人就使劲的抓，直到抓破为止；有人就赶快用防过敏药物；有人害怕西药的毒副作用太大，就赶快找中医大夫用中药调治。这里教大家一个小方法，能很快地消除荨麻疹的症状，屡试屡效。

首先，让患者平趴在床上，用双手拇指在患儿后背胸椎的至阳穴（胸 6.7 棘突之间，平齐双侧肩胛骨下角连线）向两侧推压，并且沿肋骨向下和向外旋转推按揉动，双侧同时做 30～60 次。然后在至阳穴的外下方用手掌根按揉，寻找到疼痛最敏感处，先向右转动按揉，再向左转动按揉各 50 下。一般按揉一两个小时后就会见效。

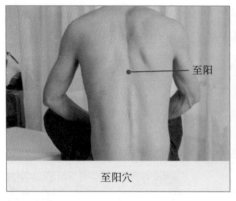

至阳

至阳穴

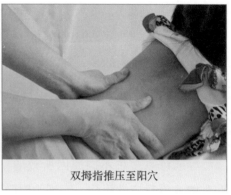

双拇指推压至阳穴

如按摩时需在至阳穴附近最痛的地方多做，虽然有点疼，但疗效就会更好。要注意的是按摩后一定要更换原来的衣物。

专家指出，按摩治疗小儿荨麻疹有一定疗效，然而对顽固性荨麻疹则应配合有关的抗过敏药物、针灸、拔罐等法治疗。

1. 日常生活中的注意事项

（1）在按摩前，应尽可能地找出过敏原因，避免继续接触致敏物，切断过敏源，有助于本病的根治。

（2）急性发作时应注意饮食，忌食辛辣食物及酒类。多食清淡易消化的食物，如蔬菜、水果等，多喝茶水，少吃或不吃鱼、虾、蟹等食物。

（3）加强护理，避免受风着凉。

（4）保护局部卫生避免搔抓以防感染。

（5）忌讳用手去抓挠局部。一般人对于皮肤痒的直觉反应都是赶紧用手去抓，可是你可能不知道，这个动作不但不能止痒，还可能越抓越痒，主要是因为当对局部抓痒时，反而让局部的温度提高，使血液释出更多的组织胺（过敏原），反而会更恶化。

（6）千万不要热敷局部。有些人会给小孩热敷，虽然热可以使局部的痒觉暂时不那么敏感，但其实反而是另一种刺激，因为热会使血管扩张，释出更多的过敏原，例如浸泡在过热的温泉或澡盆中，或是包在厚重的棉被里保暖过度都很有可能引发荨麻疹加重。

2. 治疗小儿荨麻疹的按摩疗法

很多儿童极易患荨麻疹，这给家长带来了很大困扰。按摩治疗小儿荨麻疹在家中就可实施。实践证明按摩能有效地帮助荨麻疹患儿缓解症状，且不容易复发。

（1）按摩方法一

①患儿仰卧位，家长用拇指和食、中二指对称地捏拿位于小儿膝上内侧肌肉丰厚处的百虫窝穴（百虫窝穴，屈膝，在大腿内侧，髌底内侧端上 3 寸，在血海穴上 1 寸。），左右各 5 次。

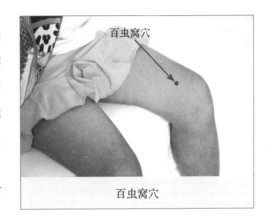

百虫窝穴

百虫窝穴

②用拇指按揉足三里穴，左右各操作 50～100 次。

③患者俯卧位，家长以单掌横擦膈俞穴处的肌肉，然后，以拇指及示、中二指捏挤该处，反复操作 5～10 次。

④按揉双侧曲池穴各 1 分钟。

（2）按摩方法二

①患儿仰卧，家长用大拇指点揉膻中穴 1～5 分钟。

②按揉曲池、风池、足三里、血海穴，每穴操作 1 分钟。

③患儿俯卧，家长用单掌横擦肾俞至大肠俞的部位，以局部透热为度。

（3）按摩方法三

①患儿坐位，家长以掌按揉并推擦患儿颈项部，以透热为度。

②患儿坐位或俯卧，家长以一手扶住患儿前额，用另一手的大拇指及中指点揉双侧风池穴，使穴位局部和头侧部有酸胀感为度。

③掐、揉血海、三阴交穴各 2 分钟、并使酸胀感向上下扩散为最佳。

④患儿仰卧，家长以掌心对准肚脐，顺时针按摩 5 分钟。

便秘不可怕，自我按摩就能征服它

在医学知识普及、上网快成习惯的这个时代，人们对很多病都了解，便秘这个常见病，人们更是熟悉的不能再熟悉了，至于它的危害性，虽不是"地球人都知道",但更多的中国人都知道。便秘最主要的原因有：①饮食结构不合理,偏爱吃蛋白含量高和辛辣的食物。高蛋白食物在肠道中运行速度是最慢的,并且能产生很多有害气体,例如：富含高蛋白的牛肉就是大肠癌的重要诱发食物。②年老体衰。老年人身体功能低下,胃肠运动能力同样降低,加上肛周肌肉力量下降,因此多数老人都有便秘。③过度消瘦的女性。很多女孩子为了苗条,对"油脂"退避三舍,殊不知适量的脂肪摄入对人体是非常有必要的,如果脂肪摄入过少就会造成大便艰涩难下。

中医认为,导致便秘的原因很多,归纳起来为燥热内结、津液不足、情绪波动、气机郁滞以及过度疲劳、身体虚弱、气血不足等。便秘的治疗,虽然方法很多,但是好多人还是没有治好。有的人因患慢性便秘长期依靠药物通便,给身心带来极大伤害。你不妨巧用双手,坚持以下的自我按摩法,相信能起到安全通便的作用。

1. 团摩腹部

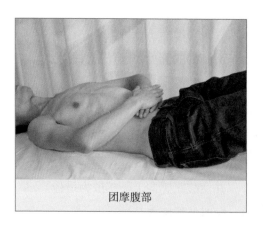

团摩腹部

操作 按摩时,一般取仰卧位,解开裤带,将双膝屈曲后双足并足放在床上,放松腹肌。将一手掌放在脐正上方,用除拇指外的四指腹,从右向左,沿结肠的路线按顺时针方向按摩。

温馨提示

当按摩至左下腹时,应加强指的压力,向骶部强压,顺时针摩揉全腹。如果手掌对腹部施加的压力不够,则无法对肠道部产生足够的刺激。可在适度的范围稍加力,使之按揉时不感疼痛为度。

亦可将两掌重叠，扣于脐上，稍加用力，沿顺时针方向摩揉全腹，注意力度要渗透进腹腔，令肠道能跟随手掌在腹腔中震动。这样才能促进肠道蠕动，注意摩揉方向，如果操作方向相反，就会适得其反。按压时采用自然呼吸，即吸气时腹部放松并鼓起，呼气时腹部下陷。作顺时针圆形摩动 30~50 圈，每天最少 2 次。

2. **按揉支沟穴** 支沟穴位于前臂背侧，阳池穴与肘尖的连线上，腕背横纹上 3 寸，尺骨与桡骨之间。

操作 用一侧拇指或者中指指腹按住支沟穴，力量由轻至重，轻轻揉动，以酸胀感为宜，每侧 2 分钟，共 4~5 分钟，一天数次。

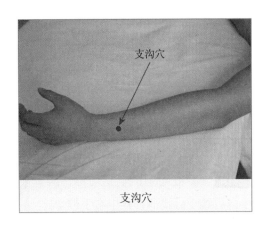

支沟穴

温馨提示
支沟穴是治疗便秘的特效穴，各型便秘均可使用。

3. **掌揉天枢穴** 天枢穴位于腹中部，平脐中，向两侧平开 2 寸。

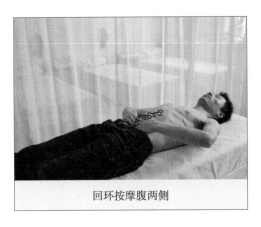

回环按摩腹两侧

操作 坐着躺着均可，将自己两掌平放于肚子中间部位，两中指正对于脐中，稍加向腹壁用力按压，感到酸胀为佳，力度先轻后重。然后双手掌顺时针方向揉动，揉时需带动腹内脏器肠管组织，令腹内有热感为佳。

温馨提示
一次 3~5 分钟，一天数次。

4. 推揉腰骶部

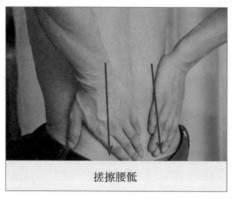

搓擦腰骶

操作 坐于床或椅子上，两手五指并拢，反手向后以掌根大拇指根侧附于同侧的腰骶部，两手向后放于腰部，从上往下反复一边推，一边螺旋样按揉腰骶部，力量由轻到重，直至腰骶部发热。每次 30 ~ 50 次，一天数次。

上述手法配合按揉肾俞穴，对老年人的慢性便秘效果更好。

操作 姿势同上，坐立均可，两手向后置于后腰部，其中右手握拳，食指根部凸起部或拳面拇指向前按于同侧肾俞穴上。即平常紧皮带的上缘，后背正中线旁开两指，约 1.5 寸处。左手在后腰处拇指朝下，掌心向前按在右拳上，增强其按揉的力量。

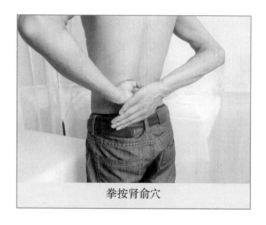

拳按肾俞穴

温馨提示

做完右侧肾俞穴按揉后，再以同法按揉左侧的肾俞穴，压力以稍感酸胀微痛为宜，适当用力按揉 30 ~ 60 次，一天数次。

5. 推左腹

操作　将双手心向下叠加，用右手掌心重叠于左手背，左手掌心紧贴于腹壁部，从肚子的左上方向下推至腹股沟处，适当用力，方向只能是从上而下，不可逆推，以皮肤发热为佳。

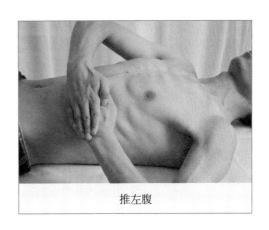

推左腹

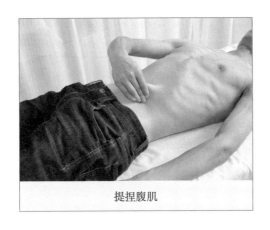

提捏腹肌

操作　完后用拇指与其余四指用力对合，一边拿捏一边上提腹部肌肉，以下腹部为主，30～60次，双手可同时进行。每次数分钟，一天数次。

可在便前作一次，每次作10分钟左右。每次按摩之前除双手搓热外，还可用热毛巾热敷腹部，使效果更佳。经过以上按揉之后，有的人就已经有便意了，这时，平心静气地去厕所，外排即可。

以上的自我按摩法能调理肠胃功能，锻炼腹肌张力，增强体质，尤其适于慢性便秘的人。但必须坚持早晚各按摩1遍，手法应轻快、灵活，以腹部为主。此外，还应注意日常饮食调整和规律排便的养成。

便秘患者的饮食应以高纤维、多胀气、多水分、多脂肪为主，并禁忌酒、浓茶、咖啡、大蒜、辣椒等辛辣刺激性食品，鼓励患者晨起多饮水、菜汁、水果汁或蜂蜜汁，进食富含纤维的食物如麦胶、水果、蔬菜、玉米等，适当增加活动量。由于纤维本身不被吸收，能使粪便膨胀刺激结肠运动。养成定时排便的习惯，可防止粪便堆积。鼓励患者早餐后排便，如仍不能排出可在晚餐后再次排便，使患者逐渐恢复正常的排便习惯。在排便习惯的训练中可结合药物清洁肠道。

自我按摩腹部帮助排便对便秘可以起到一定的效果，轻症者通过按摩大便就顺利排出，重症者则还需配合其他治疗方法。

前列腺病不好治，自我按摩竟能愈

前列腺肥大是中老年男性生殖系统的常见疾病，该疾病有顽固难愈、容易复发的特点。前列腺是男人的生命腺，大家一定要注意防止前列腺肥大或发炎。由于慢性前列腺炎的患者大多是上有老，下有小的中年人，每天都有一大堆的事儿，每周抽出时间去医院专门按摩，对很多患者来说，不太现实，于是一些患者就在家里进行自我按摩。要想治疗好前列腺发炎的问题，平时除了进行药物治疗外，饮食治疗也不错，现在更科学的疗法是进行前列腺保健按摩。自我按摩疗效肯定，操作简便，患者容易接受与掌握，是一种非常好的辅助治疗手段。但大家要明白前列腺自我按摩治疗只是一种辅助治疗手段，不能完全代替其他疗法。

预防前列腺肥大需从青壮年开始注意，关键是性生活要适度，不纵欲也不要禁欲。性生活的频繁会使前列腺长期处于充血状态，以至于引起或加重前列腺增大。因此尤其要在性欲比较旺盛的青年时期，注意节制性生活，避免前列腺反复充血，给予前列腺充分恢复和修整的时间。

老家邻居有一老人，年龄80有余，与前列腺肥大作斗争20多年。从开始的中医、西药、理疗治疗到后期的手术治疗，也仅仅是缓解症状，稍有感冒或西药吃的不当，小便便艰涩难下，痛苦不堪。冒着高龄风险做的环切手术，也在2年后症状复发。后来找一民间老中医吃温补肾阳类中药，症状是减轻了，但血压又大幅升高。准备不成便造瘘导尿时，偶遇一李姓老者授其自我按摩之法，认真按摩2周后即有明显效果，坚持2个月后，日常仅偶尔吃点少量的西药即可顺利排尿。后遂将其法传授给多人，大凡只要能坚持此法操作，效果都很明显。

具体操作如下：每天晨醒未起，午睡前后，夜休未眠，早中晚 3 次，卧床在被子里面操作。

（1）取仰卧位，双脚伸直，两手掌搓热后，左手中指、示指、无名指三指放在神阙穴（肚脐）上，旋转按压穴位。先正转 100 次，再逆时针旋转按压 100 次，力量稍重使腹部深处有酸胀感。

操作　（2）用右手中指末节掌侧面放在会阴穴上，先顺时针旋转按压 200 次，再逆时针旋转按压 200 次。

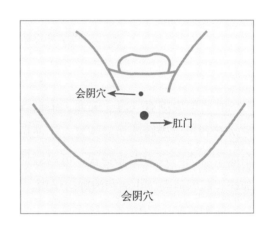

会阴穴

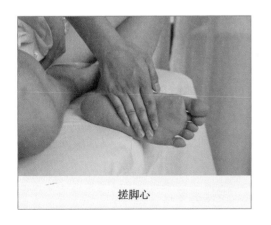

搓脚心

操作　（3）两手掌搓热后，以右手掌搓左脚心，再以左手掌搓右脚心各 50 次。早、中、晚各做 3 次。

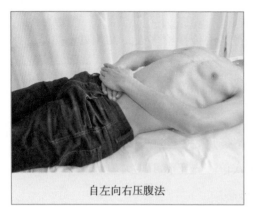
自左向右压腹法

操作 （4）压腹法：在腹部正中脐下、小腹部、耻骨联合上方位置上，将两手掌搓热后重叠轻压，自左向右。连续缓慢按压，每处30次左右，但要注意不要用力过猛，速度要慢。

温馨提示

用于前列腺肥大引起的尿潴留。

肚脐的周围有气海、关元、中极各穴，中医认为是丹田之所，这种按摩方法有利于促进膀胱功能恢复。小便后稍加按摩可以促使膀胱排空，减少残余尿量。会阴穴为生死要穴，可以通任督二脉，按摩可以使会阴处血液循环加快，起到消炎、止痛和消肿的作用。

前列腺肥大的按摩可以在晨起未离床、午休及晚上临睡前进行，根据病情轻重，每日1~3次，并在按摩前排净尿。

在按摩保健的同时，患者最好还要做到以下几点。

（1）首先戒烟，其次多食苹果。国外临床医学研究人员发现苹果汁对锌缺乏症具有惊人疗效，疗效与苹果汁浓度成正比，越浓疗效越佳。故慢性前列腺炎的患者经常食用一些苹果是一种非常有益的饮食疗法。不宜长时间骑车，切忌憋尿，保持大便通畅，预防感冒。

（2）多做腹部、大腿和臀部运动可使前列腺得到按摩，改善前列腺局部的血液循环。

（3）多做提肛运动，注意不要久坐，多饮水等。

（4）日常生活饮食应以清淡、易消化者为佳，多吃蔬菜瓜果，并少食辛辣刺激及肥甘之品，戒酒，慎用壮阳之食品与药品，以减少前列腺充血的机会。早睡早起，要保持规律的夫妻生活同时不能过度，此外要多锻炼、多运动减少局部血液瘀滞。

男人的前列腺平常要多注意保健，特别是一些中老年人，他们每天最好都做一些前列腺按摩保健，这样对他们的前列腺健康是非常有益的。

患有阳痿不要愁，自我按摩能解忧

人，更多的是失去了之后才知道珍惜，错过了之后才知道宝贵。身体健康的时候，不知道健康的重要，一旦生病了，才知道难受。明面上的疾病，还能积极治疗，可暗地里的病，却因为好面子而不治，日久之后，也许想治都治不好了。这就如弹簧，短时间的拉长，放开之后，还能缩回原位，可如果两三年的拉长，再放开，想回到原位则很困难。

阳痿，就是暗地里的病，如果不及时地治疗，日久之后，即使很想治疗，大夫们也许只能哀叹自己是"力不从心"了。

这里，我说一个老中医教的按摩治疗阳痿的办法，可供参考。

1. 摩擦下腹部

操作　临睡前，将一只手放在脐下耻骨上小腹部位，另一只手放在腰上，然后一面按住腰，一面用手在下腹部由右向左慢慢摩擦，以自觉腹部温热感为度。

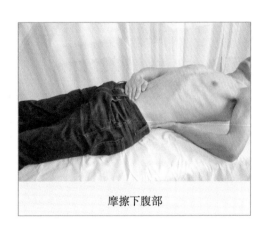

摩擦下腹部

2. 腹股沟按摩

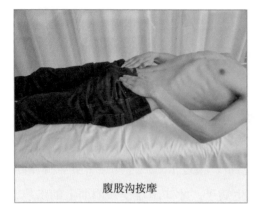

腹股沟按摩

操作 临睡前，将两手放于两侧腹股沟处（大腿根部）。以掌沿斜向下方向轻轻推擦按摩 36 次，可每日按摩数次。对增强性欲、提高精力有一定的作用。

3. 摩揉睾丸 将双手搓热，先用右手握住两睾丸，使右侧睾丸位于手掌心，左侧睾丸位于拇指、示指及中指罗纹上，然后轻轻揉动，向右向左各转 30 ~ 50 次，以略有酸胀感而无痛为度。然后再以左手如上法轻轻揉按。

4. 摩擦双耳 晨起时，用双手指尖或罗纹面对耳轮体等耳部轻轻环形摩擦，或点压揉按，以局部微胀痛有热感为度。此法具有调和阴阳，疏通气血，健肾固精之效，为历代养生家所倡导。

5. 摩击肾府

操作 双手掌放于同侧腰部，从上向下往返摩擦，约 2 分钟，以深部微热为度，或双手握拳，用双手背平面交替击打腰部。力度适中，每侧击打 100 次左右为宜。

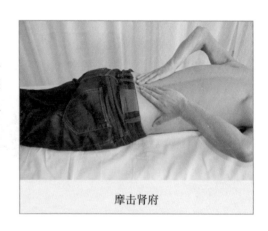

摩击肾府

温馨提示

腰为肾之府，摩击肾府，又名"擦精门"。具有健肾、壮腰、益精、疏通经络的作用。

6. 攀足固肾

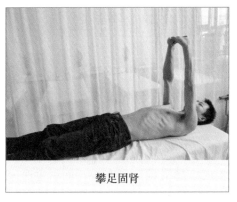

攀足固肾

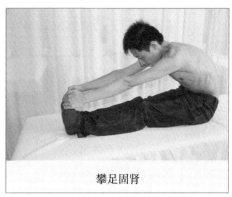

攀足固肾

操作 取仰卧位，两手从膝盖上拉到髋关节，经前腋窝线上行至头上。两手十字交叉手心向上，两脚蹬直，两手从头上方直线下落手向前伸，上身坐起前弯，两手搬足心涌泉穴处，脚用力蹬直。手与脚反向用力相互较劲，少许后松手使身体恢复仰卧状。如此反复 10 次，或根据能力而决定次数。本法具强壮腰膝、补肾固精之效。

当然，如果有人怕失去"男人本色"，那么，平时的养护则是必须的，这里，我只简单地说说很多人都认为比较有效的按摩养护法。

（1）经常按压第 4 腰椎。髂嵴最高点的连线是第四腰椎棘突或者 3、4 腰椎棘突间隙。

（2）摩压手指：用右手大拇指、示指和中指抓住左手中指，由指根部往指尖部抻拉，直到皮肤红赤为止；或用右手的三个手指按压左手无名指根和小指根之间的骨头处，使皮肤呈红赤即可。

（3）坚持揉按脚踝后内外凹陷窝偏下处。

（4）两手搓热，一手兜睾丸，另手小指侧放在小腹毛际处，然后双手齐用力向上擦兜睾丸、阴茎等 100 次左右。然后换手，同样再擦兜 100 次左右。

（5）用手指揉搓睾丸，两手交替进行，然后揉小腹几十下。

注意：此法用力的强度和次数要循序渐进，初练时，用力要轻，次数可酌减，以不感疼痛和不适为度。但到一定程度后，用力要尽可能大，次数也可增到几百次。同时要保持阴部清洁，防止感染，阴部有湿疹或炎症者不宜操作。

治疗痔疮很简单，点按长强承山很灵验

俗话说"十人九痔"，生活当中，痔疮的发病率是相当高的。患有痔疮之后，不但饮食受到限制，而且站也难受，坐也难受，遇见开会或是同学朋友举行聚会，心理的那个难受，唉，我没有什么词语可以表述了。

二千多年前的《黄帝内经》云："因而饱食，筋脉横解，肠澼为痔。"明确指出了痔疮的形成与饮食不节、起居不时、感受湿热等有关，而后世医家根据自己的临床体会及前人的经验，又进一步指出，病因与久忍大便、久痢久泻、酗酒、嗜食辛辣、年老体衰、妇人妊娠、久坐久行等都有极大关系。故而，治疗痔疮的同时，我们还必须要消除这些不良习惯。

怎么治疗？办法很多，其中最多的就是手术，不过，做手术一定要找对大夫。曾经有这么一个病人，说自己有点小痔疮就去看医生，没想到这个医生在做检查的时候，先打了麻药，然后故意将肛门撑的很大，出现了肛裂，流血了，立即让他做手术，不得已啊，做就做吧，结果是近乎 3 个月的时间，伤口还没有长好，每次换药，那个大夫都野蛮的将快要长好的伤口再次撕裂，唉，他不但要忍受身体上的疼，还要忍受心理的疼，为什么？因为换药的钱是做痔疮手术钱的好几倍。

好了，不多说了，这里，我说两个穴位，对治疗痔疮很有用，一个是长强穴，另一个是承山穴。

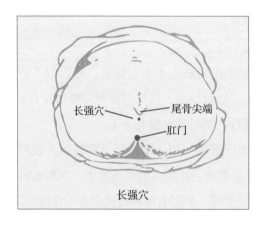

长强穴

位置　长强穴在尾骨尖端下，尾骨尖端与肛门连线的中点处。

温馨提示

属于督脉，可治疗痔疮、脱肛、便秘、腰疼等。多用于治疗腰神经痛、痔疮等。

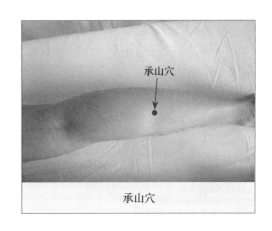

承山穴

位置 承山穴位于小腿后面正中，当伸直小腿或足跟上提时小腿后面出现尖角凹陷处。

指压承山穴能降低直肠瘀血，促使痔静脉的收缩，不论内痔、外痔还是混合痔，其消炎、止痛效果都很迅速，是治疗痔疾的经验穴，被历代医家所公认。另外，承山穴有理气散滞之功，还能治疗大便秘结，凡患有痔疮的人，

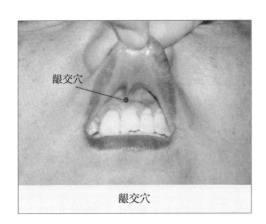

龈交穴

你去按压一下这两个地方，都会出现比正常人更痛的反应。

按压这两个穴位治疗痔疮，时间不限，次数不限，等到按压这两个地方时感觉不是很疼了，你的痔疮也就好了。

当然，根据"下病上取"、"后病前取"的原则，患有痔疮之后，我们按压龈交穴或点刺防血也能起到较好的作用。

得了脚气很难受，两足相搓就管用

脚气，生活当中很常见，不但瘙痒难受，且臭味熏人。去朋友家做客，宁愿朋友说自己穿着鞋子乱走而没礼貌也不敢有脱鞋后的尴尬。

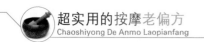
患有脚气之后，没有几个人不想着早点治疗的，西药，涂上就管用，不涂又复发；中药，虽然很管用，但很麻烦。这里，我说一个简单有效的方法。

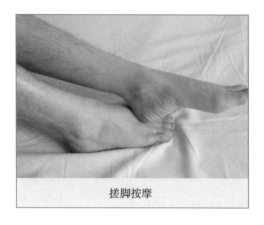

搓脚按摩

操作 将双脚放在盆内温水中浸泡两三分钟，待双脚都热了，用一只脚的足跟压在另一只脚趾缝稍后处，然后将脚跟向前推至趾尖处再回搓。回拉轻、前推重，以不搓伤皮肤为宜。每个趾缝搓 50～80 次，双脚交替进行。

温馨提示

速度为每分钟 100～120 次。每晚 1 次。不过要注意的是，脚气较重或脚部皮肤已破者不宜用此方法。

由于脚气很容易复发，故而坚持治疗很关键，同时还要注意：①足部清洁，保持皮肤干燥，每天清洗数次，勤换袜子；②洗脚盆及擦脚毛巾应分别使用以免传染他人；③平时不宜穿运动鞋、旅游鞋等不透气的鞋子，以免造成脚汗过多；④尽量减少吃容易引发出汗的食品，如辣椒、生葱、生蒜等；⑤应避免搔抓，防止自身传染及激发感染；⑥鞋柜要经常通风、晾晒；⑦如果鞋柜不能移动，应定期用消毒液擦洗或是放入干燥剂，祛除潮气。

第三章 单穴治病一按灵

有这样一个故事。

一台工业电机发生故障，各方人士检查了3个月，竟然束手无策，于是请来了德国专家斯坦门茨。

他经过研究和计算，用粉笔在电机上划了一条线，说："打开电机，把划线处线圈减去16圈。"照此做了，电机恢复正常。福特公司问要多少酬金？他要一万美元。

人们惊呆了，划一条线竟要这么高的价！他坦然地说："划一条线值一美元，知道在什么地方划线值九千九百九十九美元。"中医也一样，当我们用针灸或推拿治病的时候，也一定要认准穴位。

首先我们来认识一下穴位，也有人叫它们穴道，可能看过武侠小说或之类的电视剧的人都会对穴位的神奇赞叹不已，也充满好奇，实际上影视剧上对穴位的作用都加以渲染夸大了。人体上的穴位遍布全身，教科书上按正经、奇经将其分类，其中正经穴位就有365个，很多穴位是在两侧肢体或躯干对称分布的。奇经穴位并无准确数据，它一般是治疗某些疾病的有效点，经过很多人验证有效后被冠以一个固定的名称于是成穴。人体的穴位不仅功用玄妙，其分布结构更是奇妙、独特，而且有趣。

中医的经络系统是运行全身气血，联络脏腑肢节，沟通上下内外的通路。而腧穴是人体脏腑组织气血输注于体表的部位，它与脏腑、经络有着密切的关系。它可以反应病症，协助诊断和接受各种刺激，从而达到防治疾病的目的。

小时候看武打片特崇拜那些点穴治病的神功，明明快要死的人了，经过高人的一翻"指指点点"就奇迹生还！那他点的是什么穴位，现实中能用吗，能，肯定没有电视上那么神，但防病、治病还是有的。

人中穴 中暑、昏厥的急救要穴

有时我们会遇到昏迷的患者，忽然跌倒，不省人事，脸色苍白，四肢瘫软。由于昏迷是一种症状，可以由多种原因引起，即使是具有多年临床经验的医生，在没有弄清楚情况之前，也无法明确诊断。因此，当昏迷发生后，我们首先要做的不是弄清病情，而是要采取行动，使昏迷者苏醒。

最简单和常用的办法之一就是掐人中，即用手指掐按鼻和唇之间的人中穴。

为什么刺激人中会出现一定的急救作用呢？其一，刺激人中具有升高血压的作用。血压是主要生命指征之一，任何原因造成的血压过低都会危及生命，在危急情况下，提高血压可以保证主要脏器的血液供应，维持生命活动。其二，刺激人中对另一主要生命指征——呼吸活动也有影响，适当的节律性刺激则有利于节律性呼吸活动的进行。此外，掐人中或针刺人中只是一种简便的应急急救措施。

说了这么多，细节决定成败，生活当中，很多人也知道掐人中可以救昏迷之人，但是，具体怎么掐按，这里可有讲究。

首先是选掐人中的人，一般选择男性，一是因为男性的指甲一般不太长，二是因为男性比较有力。掐的时候要注意手法，一般情况下用大拇指指端按在人中穴上即可。

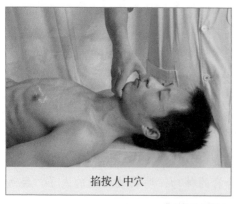

掐按人中

操作 把大拇指指端放到人中穴上，其他四指放在下颌处即下巴磕下面，这样就比较容易使劲。把大拇指放好之后，先从中间往上顶推，行强刺激，此时要注意不断活动大拇指，不能一直放在穴位上不动。

温馨提示

　　时间控制在 20 ～ 40 次 / 分钟为宜，当然如果一刺激就苏醒了，下来也就没有必要再掐了。

其次要注意：①在掐按的同时，应该打 120 求助电话；②掐按一两分钟后，病人还没有苏醒，此时要么就需用针刺，要么就要加配其他穴位。我的一个朋友告诉我说，加用脚底的涌泉穴，效果很不错。万一有人遇见昏迷病人，可以一试。

百会穴　醒脑开窍、调节大脑功能的要穴

百会，百，数量词，多之意；会，交会也。百会名意指手足三阳经及督脉的阳气在此交会。本穴由于其处于人之头顶，在人的最高处，因此人体各经上传的阳气都交会于此，故名百会。百脉之会，贯达全身。头为诸阳之会，百脉之宗，而百会穴则为各经脉气会聚之处。穴性属阳，又于阳中寓阴，故能通达阴阳脉络，连贯周身经穴，对于调节机体的阴阳平衡起着重要的作用。

百会穴既是长寿穴又是保健穴，是人体督脉上的要穴，百会穴与脑密切联系，是调节大脑功能的要穴。此穴经过锻炼，可开发人体潜能增加体内的真气，调节心、脑血管系统功能，益智开慧，澄心明性，轻身延年。并能治疗头痛、眩晕、脱肛、昏厥、低血压、失眠、耳鸣、鼻塞、神经衰弱、中风失语、阴挺等症。

位置　百会穴位于头顶正中线与两耳尖连线的交叉处，穴居颠顶，联系脑部。

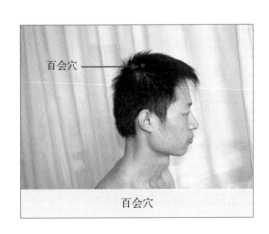

百会穴

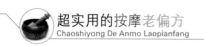
1. 按摩方法

（1）按摩法：睡前端坐，用掌指来回摩擦百会至发热为度，每次 108 下，每日 2 ~ 3 次。

（2）扣击法：用右空心掌轻轻扣击百会穴，每次 108 下，每日 2 ~ 3 次。

2. 按摩百会穴的作用

百会穴主要用来治疗头痛、眩晕、休克、高血压、脱肛等病症。现代研究表明刺激百会、前顶、四神聪等穴，对中风偏瘫患者的大脑皮层中枢生物电活动有良好地调节作用；头痛患者脑组织含氧及血流量明显降低，针刺后改善了脑组织氧合血红蛋白饱和度及血流量，从而起到通络止痛的效果。

（1）调节阴阳及大脑的要穴："脑为髓海"，"其气上输脑盖百会穴，下输风府也"，百会居于巅顶，与脑部紧密联系，且为督脉经穴，归属于脑，是调节大脑功能的主要穴位。

人体头部是阳气的会聚之所，是百脉的交会之处，位于头部的百会穴阳中寓阴。因此，它不仅能通达阳脉还能联络阴脉，从而连贯全身，调节机体阴阳平衡，养身防病。有事没事，常按或常敲百会穴，可以起到"未病先防"的作用。

（2）解决高血压危象：高血压患者常在不良诱因的影响下，血压突然升高，进而出现头部晕痛，突然视物不清甚至失明等症状，这就是医学上所说的高血压危象。这时，在百会穴处用针多刺几下，放血，可使高血压危象得到缓解。这就如同做饭的高压锅，力的压力太大了，我们赶紧把锅盖上的喷气阀门打开以放气来降低锅内的压力。

（3）掐按百会，可以治头疼：由于掐按百会穴，可改善患者脑组织中的含氧量及血流量，故而能通络止痛。

（4）醒脑开窍：如果想恢复脑细胞活性，可通过掐揉百会穴，具体方法为患者取坐位，按摩者在其身后，用拇指按压百会穴 30 秒，先顺时针按揉 1 分钟，然后逆时针按揉 1 分钟，再配合按揉曲鬓、前神聪和悬厘等穴，以改善血液流变指标来达到目的。

眼周六穴　养眼缓解眼疲劳的几个特效穴位要穴

一双明亮的眼睛是多少人的向往。当面对电脑、熬夜工作的时候，如何保养眼睛才能再次恢复神采飞扬呢？按摩眼周穴位，可以帮你"点"亮双眸，这些穴位分别为四白、睛明、瞳子髎、攒竹、丝竹空及承泣穴。经常按摩这六个穴位，有助于缓解眼疲劳，恢复良好的视力。

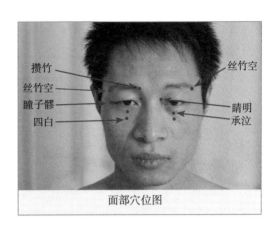

面部穴位图

我的一个朋友，以前的视力很好，双眼都是1.5。可是50岁刚过，他的视力就急骤下降至0.2。大白天，眼前似黑虫飞过，用手挥之不去。随着时间的推移，黑影越来越大，闹得他是心烦意乱。到医院去看过大夫，方知自己患有轻度白内障和眼睛玻璃体混浊。用了两瓶药也不见效。后来，他便试着按摩与眼睛有关的六个穴位：四白、睛明、瞳子髎、攒竹、丝竹空及承泣穴。每天按摩2次，每次每个穴位按摩3~5分钟。在按摩时，同时转动眼珠。然后再把手搓热后捂住双眼。这样一天不落地做了半年多，收到了明显效果，视力提高到0.7，眼前晃动的黑影不见了。

我简单的说一下这几个穴位的位置：四白穴在眼下对着瞳仁约3cm远即是；睛明穴在两眼内眼角内，紧挨眼角有一小坑处。外眼角是瞳子髎。此外还有眼睛下有承泣穴，揉一揉耳垂对眼睛也有帮助。再有用手指刮一刮眉毛也可以刺激穴位，眉头的穴位叫攒竹穴，眉毛尾部是丝竹空。反复把眉毛从头刮到尾，再回过头来按一按睛明，揉揉耳垂，眼疲劳就缓解了。如果按摩穴位的同时不便转眼珠，另作也可以，一次做约15~30分钟，一天1~2次。只要坚持每天做，必有效果。

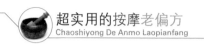
对于眼睛干涩的人，按摩这几个穴位也能起到比较好的疗效。

有一个患者，男性，36 岁，在电脑前坐的时间很长，眼睛时常干涩、流泪，西医检查说是有些沙眼、用眼过度。由于患者不想吃药打针，怎么办？按摩呗。

让病人躺在床上，闭上眼睛，在他的四白、睛明、瞳子髎、攒竹、丝竹空及承泣穴位处进行按摩。由轻到重，再轻再重，反复按揉，前后不到 20 分钟（每个穴位按揉大概 3 分钟左右），让病人起来，睁开眼睛，"哎，怎么不干涩了？"

"不干涩就好。明天起你自己在家里做按摩吧。"

大夫告诉了他按摩的穴位，按摩的时间，结果不到 10 天，患者眼睛干涩的问题就基本消失了。缓解眼疲劳最主要还是调整生活、工作方式，工作 1 个小时左右，眼睛就应该稍微放松一下。

迎香穴　治疗鼻炎的第一要穴

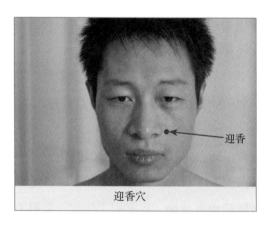

迎香穴

迎香穴位于人体的面部，在鼻翼旁开约 1cm 皱纹中。迎，迎受也。香，脾胃五谷之气也。该穴名意指本穴接受胃经供给的气血。

俗语云："不闻香臭取迎香"。感冒、鼻炎等病症经常引起鼻塞，给人们的工作和生活造成诸多不便，特别是夜间鼻塞，严重影响睡眠。从中医角度来看，鼻塞就是气血运行不畅，按揉迎香穴可疏通鼻部经络，再次打开天地之气的通道。

按摩方法：双手拇指分别按于同侧下颌部，中指分别按于同侧迎香穴，其余三指则向手心方向弯曲，然后用中指尖端在迎香穴部沿顺时针方向按摩

36 圈，每天 3 次，天天坚持。按揉 1 ~ 2 分钟就可立即解除鼻塞。建议按摩完后，饮一杯温水，有通气之功，可巩固疗效。

西医学认为，按摩迎香穴可有效地改善局部及其临近组织的血液循环，增强局部对天气变化的适应能力和对病邪的抗击能力，将对减少呼吸道疾患的发生具有肯定的作用。如果每天坚持，对很多呼吸道疾患都有一定的预防作用，而且十分简便。

中医学认为，牙痛多由肾气不足、虚火上浮引起。按压迎香可抑制胃经浊气逆行，保证肠经阳气顺利上行，补足肾气，从而缓解牙痛。具体方法如下：先用拇指在双侧鼻翼上下摩擦 36 次，再以左手的拇指和食指按压在双侧迎香穴上，共 50 次。

印堂穴　好找易用的美容穴位

印堂穴是经外奇穴之一，位于人体的面部，两眉头连线中点。《达摩秘功》中将此穴也列为"回春法"之一，可见其重要地位。

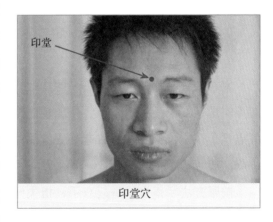

印堂穴

面部保养的穴位按摩法很多，这里介绍一种最简单、最好用的方法，只要记住印堂与四白穴这两个穴位，即可做好日常面部保养，将这两个穴位结合按揉，每天坚持，不仅可消除眼睛酸胀等眼部不适，还可消除脸部色斑。

按摩方法：洗干净双手和面部，先用示指点压四白穴，再轻轻划圈按揉，如此重复 5 ~ 10 次，然后再将中指放在印堂穴上，用较强的力点按 10 次。然后再顺时针揉动 30 圈，逆时针揉动 30 圈即可。

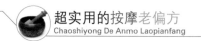

经常按摩印堂穴可延迟或消除抬头纹的产生。先用单手拇指对准眉心印堂穴，在眉心处做大圈儿按摩，直到表皮微微发热为止。再用单手拇指指腹按在眉心上，由轻到重逐渐加力，以个人能承受的酸胀度为宜。每天推揉数次，消斑保养效果好。

■ 率谷穴　偏头痛、头晕的克星

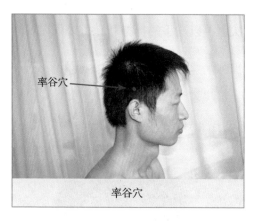

率谷穴

率谷穴位于人体的头部，当耳尖直上入发际 1.5 寸。率谷：率，古指捕鸟的网，用网捕鸟时网是从上罩下，此指胆经的气血在此开始由阳变阴；谷，两山所夹空隙也。该穴名意指胆经的水湿之气在开始吸湿并发生冷降的变化，如捕鸟之网从高处落下一般，故名。意为胆经的阳热之气在此吸湿冷降。

率谷穴是治疗偏头痛、头晕的特效穴位。对于精神容易紧张的人，可以时不时地点按一下这个穴位，便能预防偏头痛的发生。而当偏头痛发生时赶紧点揉这个穴位，往往可以起到缓解的作用。经常按揉率谷穴，可有效地缓解脑部疲劳与疼痛。

按摩方法：正坐，举起双手，指尖向上，掌心问内，以中指或示指指腹点揉两侧率谷穴。点揉时指腹紧贴头皮，避免指腹与头皮或头发形成摩擦，点揉该穴时力度要均匀、柔和、渗透，以患者头痛有明显减轻为度。每天早晚各 1 次，每次 5~15 分钟，一般双侧率谷穴同时点揉。

西医学常用于治疗神经系统疾病，如偏头痛、三叉神经痛、面神经麻痹、耳鸣、耳聋、小儿惊风等。

合谷穴　易找好用的紧急要穴

合谷穴，是手阳明大肠经上的一个穴位，它位于手背第一、二掌骨间，第二掌骨桡侧的中点。

为什么叫合谷穴呢？就是因为它的位置在大拇指和示指的虎口间，拇指和食指像两座山，虎口似一山谷，故名合谷。

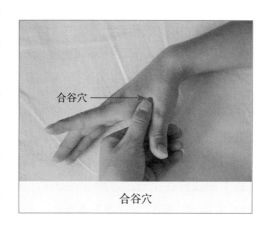

合谷穴

合谷穴

指压时应朝小指方向用力，而并非垂直手背的直上直下按压，这样才能更好的发挥此穴道的疗效。只要按摩合谷穴，就可以使合谷穴所属的大肠经脉循行之处的组织和器官的疾病减轻或消除。由于大肠经从手走头，故而凡是颜面上的病，像牙痛、头痛、发热、口干、流鼻血、脖子痛、咽喉痛以及其他五官疾病等都有疗效。但要注意的是体质较差的病人，不宜给予较强的刺激；对于孕妇，一定要慎用，因为对于妊娠妇女来说，这个穴位只可用泻法，千万不可用补法，否则，就有可能导致堕胎。

临床上，这个穴位还能治疗其他一些疾病。

1. **合谷穴能治疗晕厥**　病人中暑、中风或虚脱时，突然昏倒，不省人事，面色苍白，大汗淋漓。这时，赶快用拇指掐捏患者的合谷穴2~3分钟，一般会很快缓解病情。

2. **合谷穴能缓解疼痛**　当患者出现牙痛、咽痛、头痛或腹痛时，按揉合谷穴能祛风解表、通络镇痛。具体方法是对男子而言，先用右手按揉左手上的合谷穴一两分钟，然后再用左手按揉右手的合谷穴一两分钟；对女子而言，刚好相反，即先按右手上的合谷穴，再按左手上的合谷穴。需要注意的是，如果按一只手上的合谷穴之后，疼痛止住了，那么，就没有必要再按另一只

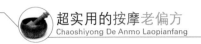
手上的穴位了。

3. 按揉合谷穴可升血压　经过临床研究发现，经常按揉点压合谷穴，有一定的升压作用。故而经常按揉合谷穴，可使低压患者的血压正常。每天按压的次数多、时间长，则血压的上升幅度也就大。这里要说的是，按揉这个穴位升压，即使用劲再大，血压的上升也是很平稳的，更主要的是我们不要怕通过按揉之后把低血压变成高血压，这是因为更多的穴位都有双向调节作用，按压合谷穴之后，血压正常了，这个时候，再按揉合谷穴，血压也不会上升的。

4. 按揉合谷穴可缓解晕车症状　当我们发现有晕车的人时，可以让其按揉自己的合谷穴。当然，如果你和晕车的人很熟悉，那么，你就赶快给他（她）按揉合谷穴吧。力量由轻到重，再轻再重，必要时配合点揉内关穴，按揉的时间可以稍长，直到车停为止。

5. 按揉合谷穴可缓解便秘　按揉合谷穴可以缓解便秘，故而有便秘的人，可以一边坐在马桶上，一边按揉自己的合谷穴。不过要注意的是，最好按揉右手的合谷穴，因为中医讲究"肝升于左，肺降于右"，排便，与肺之降有关，故而按左不如按右。

6. 按揉合谷穴能治疗过敏性鼻炎　以右手大拇指按压左手合谷穴，再以左手大拇指按压右手合谷穴数分钟，按压时以产生酸麻感为宜，治疗过敏性鼻炎效果不错。不过，需要持之以恒。

另外，女性经常点按合谷穴还有祛斑美白之效。

列缺穴　头项寻列缺，专治头颈疾病

列缺穴，是手太阴肺经上的一个穴位。其部位在前臂桡侧缘，桡骨茎突上方，腕横纹上 1.5 寸处。或简易取穴时，两手虎口自然垂直交叉，一手示指按在另一手的桡骨茎突上，示指尖到达的凹陷处就是列缺穴。

列缺。列，裂也，破也。缺，少也。列缺名意指肺经经水在此破缺溃散并溢流四方。列缺穴有止咳平喘、通经活络、利水通淋之功。

针灸四总穴歌中说"头项寻列缺",意思就是说头部及脖子的病症,我们可以用列缺穴来治疗。比如有人早上起来,脖子不能动了,到医院诊断后是"落枕",这时,你自己可边按揉列缺穴边活动脖子,就能有很好的效果。

列缺穴

按摩方法:端坐位,一手臂屈肘放于胸前,以另一手拇指指端点按列缺穴。点按时,以局部有酸麻胀痛感为佳,点按的力量要渗透,使力量达深层局部组织,一定要让列缺穴处有酸胀疼痛感,切忌用蛮力。左右手交替按压各 5～10 分钟,早晚各 1 次。

特别要强调的是现在颈椎有病变的人已经越来越有年轻化的趋势,这也跟现在的脑力劳动增加有关。上班族多半颈椎、腰椎有问题,只是仗着年轻不太在意,到 40 岁之后,颈椎病发作了就悔之晚矣。我身边有不少年轻的朋友,时常抱怨上一天班后脖子发僵,去医院也查不出什么病来,往往也就不当回事。这样最容易积劳成疾。按摩列缺穴对于预防颈椎病有独到的效果。

后溪穴　振奋全身阳气,统治颈肩腰椎病

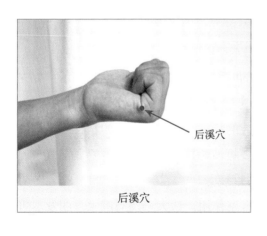

后溪穴

位置　后溪穴位置:当手微握拳,第 5 指掌关节后尺侧的远侧掌横纹头赤白肉际。(在第五掌骨小头后方凹陷中),是手太阳小肠经上的一主要穴位。

按摩方法：①用右手拇食指岔开，拇指在左手掌上，示指在左手背，两指同时用力掐捏揉左手后溪 50 下；换左手掐捏捻揉右手后溪 50 下。②两手握拳，拳心朝上，两后溪对敲 50 下。

后溪穴为手太阳小肠经的腧穴，又为八脉交会之一，通于督脉小肠经。有舒经利窍、宁神之功。适合经常坐在电脑前的上班族、发育中的孩子，可预防驼背、颈椎、腰部、腿部疼痛，也有保护视力、缓解疲劳、补精益气的功效。主治头项强痛、鼻衄、耳聋、上肢抽搐、肘臂疼痛、咽喉肿痛、手指挛急等症。

道家医学里是非常注重后溪穴的。它可以直接通到督脉上去，属于八脉交汇穴里面很重要的一个穴位。督脉主一身阳气，阳气旺，则全身旺。针灸是比较专业的治病手段，如果大家只作养生保健则只需用按揉后溪穴的方法就可以，一般按揉几分钟后就可振奋全身的阳气，身体就会像熊熊燃烧的火炉一样，暖彻心扉。点揉此穴，对小肠经有热、腿疼有很好的治疗功效。

对于长期在电脑前工作或学习的朋友，每过一小时把双手后溪穴放在桌沿上来回滚动 3～5 分钟，可以缓解调节长期伏案以及电脑对人体带来的不良影响。

如果你坐在电脑面前，可以把双手后溪穴的这个部位放在桌子沿上，用腕关节带动双手，轻松地来回滚动，即可达到刺激效果。在滚动当中，它会有一种轻微的酸痛。这个动作不需要有意识的去做，每天只用抽出三五分钟的时间来，随手动一下，坚持下来则对颈椎、腰椎确实有非常好的疗效，对保护视力也很好。

人们以为近视仅仅是由于眼睛离书本或电脑屏幕太近所致。其实不尽然，当长期保持同一姿势伏案工作或学习的时候，上体前倾，颈椎紧张了，首先压抑了督脉，督脉总督一身的阳气，压抑了督脉也就是压抑了全身的阳气，于是，久而久之，整个脊柱就弯了，人的精神也没了。人体的精神，不是被脑力劳动所消耗掉的，而是被错误的姿势消耗掉的。眼睛也需要靠阳气来温煦，是眼睛在缺少阳气温煦的情况下过度疲劳。

滚揉后溪穴，方法简单易学，没有副作用，请大家及周围家人朋友尽可以一试，其通督脉、壮阳气、调颈椎、正脊柱、利眼目的作用，相信会让大家受用无穷。

神门穴　治"心"之要穴

神门。神，与鬼相对，气也；门，出入的门户也。该穴名意指心经体内经脉的气血物质由此交于心经体表经脉。神门穴是手少阴心经的原穴，是心经的动力之源，治"心"之要穴。位于腕部，腕掌侧横纹尺侧端，尺侧腕屈肌腱的桡侧凹陷处。现代常用于治疗心绞痛、神经衰弱、癔病、精神分裂症等。

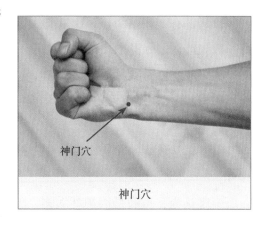

神门穴

按摩方法：神门穴可掐、揉、刺激，自我按摩时，可以用单手拇指去按揉另一只手的神门穴，力度适中，不可过大，有酸胀感即可。

临床上常常用来帮助入眠，调节自律神经，补益心气，安定心神；辅助治疗心痛、心烦、惊悸、怔忡、健忘、失眠、痴呆、癫痫、晕车等心与神志病症；治疗高血压；缓解胸胁痛、掌中热、便秘、食欲不振；改善心悸，治疗心绞痛、无脉症、神经衰弱、癔病、精神分裂症等。配支正穴主治健忘失眠、无脉症；配大椎、丰隆穴主治癫狂。

1. **按揉神门，保养心脏**　神门是心经原穴，经常按压神门穴，可调理心经，维持心脏的正常功能发挥。防止心慌、怔忡等病症出现。自我按摩时，用一只手的拇指或示指去按揉或掐按另一只手的神门穴，要有酸胀感，不过力度不可过大，以自己能忍受为度。一天数次，一次的时间不限。

2. **失眠多梦，可掐按神门**　失眠，虽然病因很多，用中药治疗，不同的病因需要不同的方剂，不过，按压神门穴，就如服用西药安眠药一

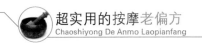
样，能消除症状，使人安睡。当然，要想彻底消除失眠，还需针对病因根本治疗。

具体方法是：晚上睡觉前，用自己的手掐按神门穴。失眠较轻的情况下，以大拇指加适当力度按揉双手神门穴即可，每只手每次 5～10 次。

失眠较重，则要采用掐按的手法，按压双手神门穴，以加重对该穴位的刺激。具体掐按方法：一手拇指尖掐按对侧神门穴约 1 分钟，左右手交替进行，以局部有酸胀感为佳。这里要注意的是，没有出现酸胀感觉的，效果不好；酸胀感觉太厉害的，效果也不好。

3. 刺激神门，治疗癫痫 癫痫，就是我们平时常说的"羊角风"或"羊癫风"，它是大脑神经元突发性异常放电，导致短暂的大脑功能障碍的一种慢性疾病。

由于异常放电的起始部位和传递方式的不同，癫痫发作的临床表现复杂多样。

中医认为，癫病是因神耗太多，思虑过度，造成心脾虚弱、郁结于肝、痰浊不化、心窍被蒙蔽所致。刺激神门可重开心窍，从而有益于治疗癫痫。在刺激神门的同时，配合取心俞穴、肝俞穴和脾俞穴，更有利于行气化瘀，补脾益血，可以明显减少癫痫发作的次数或者减缓发作程度。

中冲穴 苏厥、开窍、清心之第一要穴

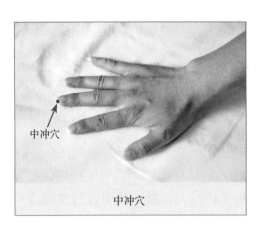

中冲穴

中冲穴是手厥阴心包经的井穴，顾名思义，心包，具有保护心脏健康、保证心脏正常运行的功能。中冲，中，与外相对，指中冲穴内物质来自体内心包经。冲，冲射之状也。该穴名意指体内心包经的高热之气由此冲出体表。位置在手中指末节尖端中央。

中冲穴具有苏厥开窍、清心泻热的功效，古代记述治疗昏厥、热病、心烦闷、心痛、中风昏迷、舌强肿痛、中暑、小儿夜啼、咽喉肿痛、头痛如破、身热如火等病症。现代常用于治疗昏迷、中暑、心绞痛等。配水沟、太冲、劳宫、曲泽穴主治中风昏迷、舌强不语；指压中冲穴用于心绞痛的应急治疗；配大椎、曲池、曲泽穴主治中暑；配大椎、合谷、外关穴主治小儿惊风等。

按摩方法：先用左手揉捏右手的中冲穴 1 分钟，再用右手揉捏左手的中冲穴 1 分钟，然后比较一下两只手的疼痛感。哪一只手的疼痛感较明显，就再揉捏那只手的中冲穴（那只手中冲穴的疼痛感明显，说明这一侧的肢体病重），直到双手的疼痛感相等时停止揉捏。

经观察发现，因病导致心脏不舒服的时候，很多人就会感到中指上的这个中冲穴出现疼痛。

1. **急救穴**　中冲穴位于双手中指尖，是手厥阴心包经的一个穴位。掐按中冲穴，常用于心绞痛、昏迷、严重痛经等症的急救。也就是说，当出现昏迷时，可以按人中、涌泉穴，也可以加按中冲穴；当发生心绞痛时，按压中冲穴，效果很好；痛经严重时，也可以掐按中冲穴。

2. **可治疗便秘**　临床发现，便秘时用拇指指端掐按点压中冲穴，有缓解紧张、促进排便的作用。

对于老年人来说，心脏功能有所下降，常常也有便秘的情况，这时，常常用大拇指来掐按中冲穴，有很好的缓解作用。

在这里我再强调另一种对便秘很有效的方法，顺时针揉腹排便。

人们总喜欢随便揉揉腹部，其不知，要达到排便的功效，一定要顺时针方向揉按，而且动作要规范轻揉。要有一定的力度（力度要渗透到腹肌以下，但是也不能太用力），这样才能达到排便的效果。再结合掐按点压中冲穴，对有排便之苦的人群，可以说是一个既简单又实用的方法。

3. **可预防疲劳**　中冲穴对疼痛较为敏感，如果我们在困倦的时候揉捏此穴，能起到醒脑提神的功效。

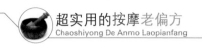
少冲穴 醒脑提神、中风昏迷之急救穴位

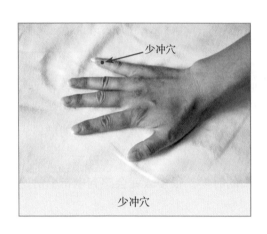

少冲穴

少冲穴，在小指末节桡侧，距指甲角0.1寸。取此穴位时应让患者采用正坐、俯掌的姿势，少冲穴位于左右手部，小指指甲下缘靠无名指侧的边缘上。

自我按摩：正坐，手平伸，掌心向下，屈肘向内收。用另一只手轻握这只手的小指，大拇指弯曲，用指甲尖垂直掐按穴位，有刺痛的感觉。先左后右，每日早晚掐按左右穴位各一次，每次大约掐按3~5分钟。

西医学认为，人体上的每一个器官都能反映全身的健康状况。这个观点与中医学整体理论是吻合的。

1. 按压少冲穴，可醒脑提神 当有因疲劳引起的头痛不舒服时，按压少冲穴，有助于醒脑提神。具体做法是大拇指和示指轻轻夹住左手小拇指指甲两侧的凹陷处，以垂直方式轻轻揉捏此穴位。此穴位是脑部在手掌上的反射区，要慢慢地出力揉捏，不要用蛮力，左右手可以互相按。

2. 突发中风，掐按少冲 当有人出现中风昏迷、牙关紧闭、不省人事在送往医院救治的同时，我们用力掐按少冲穴，可以促进患者的苏醒。

3. 掐按少冲穴，可以治疗神志不清之病症 少冲穴有泄热苏厥、化痰开窍的作用，对于热病癫狂、昏迷等心神发生混乱的急性病有较好的治疗作用。可以用力的掐按，也可以针刺。

4. 掐按少冲穴，可治疗胸胁痛 《灵枢·经筋》云："手少阴之筋，起于小指之内侧，结于锐骨；上结肘内廉；上入腋，交太阴，伏乳里，结于胸中；循贲，下系于脐。"故而掐按少冲穴，可治疗胸胁痛、腋臭、肘内侧疼痛等病症。这里要注意的是千万不能掐破皮肤。

太渊穴　肺经大补穴、补气最强穴

位置　太渊穴，位于仰掌、腕横纹之桡侧凹陷处，气血不足太渊相助。

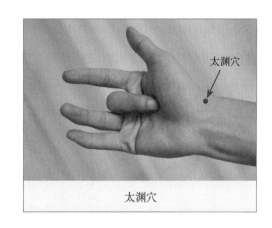

太渊穴

太渊。太，大也，极也。渊，深涧也，言穴之形态也。太渊之名乃从类象的角度描述穴位微观下的形态特征，指肺经水液在此散化为凉性水湿。因本穴位处手内横纹凹陷处，经如经水从山之顶部流入渊之底部，故名太渊。太渊在神话传说当中是天池，也就是五母的瑶池，在昆仑山上，是昆仑河的源头。在人体当中，是指气血藏得很深的地方，也是肺经的原穴，原同"源"，就是生命的源泉。原穴贮藏的是肾的先天之气，脏腑经络的气血要得到原气才能发挥作用，维持生命的正常活动。所以这里的气血非常旺盛（转载自 2011 年 07 月 08 日的《人民日报海外版》）。

太渊属于手太阴肺经上的原穴。肺朝百脉，脉会太渊；肺主气、主呼吸，气为血之统帅，此处穴位开于寅，得气最先，所以在人体的穴位中占有非常重要的地位。是肺经上的大补穴，滋补功用最强，不仅可治疗疾病，还可改善因肺气不足而引起的皮肤干燥等症。

将把左手掌心向上，平放在腿上，在大拇指根部，会发现有一块突起的骨头。用右手的示指、中指和无名指同时放在这里，像号脉一样，会感觉到有一处地方在跳动，这是动脉在搏动，这个搏动的地方就是太渊穴的

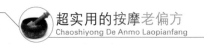
位置。

按摩方法：每天用大拇指关节按压太渊穴或来回揉搓或打圈揉按就可治疗，方法简单且非常容易操作，次数不限，时间也不限，多多益善。

太渊穴有止咳化痰、扶正祛邪、通调血脉的作用，常用来治疗咳嗽、气喘、咯血、胸痛、咽喉肿痛、无脉症、手腕痛等病症。概括而言，可治疗呼吸系统疾病中的扁桃体炎、肺炎；循环系统疾病深红的心动过速、无脉症、脉管炎；其他如肋间神经痛、桡腕关节及周围软组织疾患，膈肌痉挛等。

1. 按揉太渊，可治疗咳喘、胸闷　太渊是肺经的母穴，肺主呼气，当患有咳喘病症时，赶快按揉太渊穴，可起到一定的效果。次数不限，时间也不限。

陈大爷今年 78 岁，几天前连绵不断的阴雨天气让他受了点凉，从那以后，他每天凌晨四五点钟就会不停地咳嗽，最终被迫起床。

凌晨三点到五点是"寅时"，被中医看做是"肺经当令"的时候。如果老年人之前受凉导致肺失宣降，最容易在这个时候咳嗽不止。遇到这种情况，大家可以用太渊穴来进行调理。陈大爷经过按摩太渊及药物调理，很快夜间咳嗽明显减少了。

太渊穴是肺经的"原穴"，即肺经中元气聚集最多的地方。作为肺经的源头，肺气就是从这里源源不断地运送到全身各处的。因此，刺激太渊穴便相当于深挖一口井，使肺气源源不断地涌出，最终达到止咳、平喘的目的。

许多老年人每次按摩 5~10 分钟，略微感觉酸胀就可以了。如果坚持不下来，则可以去药店买盒养阴清肺丸，将 1/4 养阴清肺丸按压成一分硬币大小，临睡前敷于太渊穴上，医用胶布固定好，第二天起床后揭下就可以了。

如果气虚症状比较严重，则可在临睡前将如患者拇指指甲大小的一片生晒参敷于太渊穴上，并固定好，每天更换一次。生晒参最善补肺气和脾胃之气，能在不知不觉中将肺调理好。

2. 按揉太渊穴，可治疗心动过速、心律不齐　中医的心悸也就是心律不齐，大多由于心气不足造成，肺与心相通，太渊在为肺源源不断输送维持正常功能的能量的同时，也在保证对心脏能量的供应。临床上，有好些人动则喘，动则心动过速而出现心慌，这时，赶快按揉太渊穴几分钟，这种情况就会明显好转。

西医学发现，太渊穴可以使肺的呼吸功能加强，改善肺的通气量，降低气道阻力。可治疗脑出血和咯血效果不错，对血压有一定的调整作用。最有效的还属心律不齐，通过按揉太渊穴能够很好地调节。

什么时间来刺激它最有效呢？肺经的经气运作时间是早上 3~5 时；太渊穴在号脉的地方，可以用来探测心跳的速度。老人一般醒得早，正好在这个时间段。这时可将右手搭在左手的手腕上，亲自感觉自己的心律，如果跳动的速度不平衡、不规律，可用太渊穴。先在床上按揉 2~3 分钟，等心律平稳一点再穿衣起床。

内关穴 保健心脏、疑难杂症的应急要穴

内，内部也。关，关卡也。内关，就是说心包经的体表经水由此注入体内。心包经体内经脉经水的气化之气无法从本穴的地部孔隙外出体表，如被关卡阻挡一般，故而得名。内关穴位于腕横纹上两寸，在掌长肌腱和桡侧屈腕肌腱之间，就是从手腕横纹向后量三横指，在两筋之间取穴。

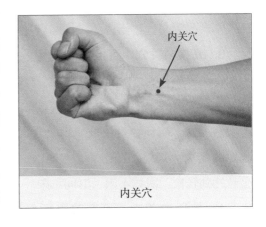

内关穴

按摩方法：用大拇指垂直在内关穴上，指甲的方向要竖向，和两筋平行，指甲要短，以指尖有节奏地按压并配合一些揉的动作，要有一定的力度，使按摩内关穴产生一定的得气感觉，最好要使酸、麻、胀的感觉下传到中指，上传到肘部，这样才有较好的效果。也可以用一手的拇指尖按压对侧内关穴

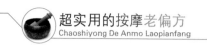

上，同时手示指（或中指）压在外关上，同时按压内关和外关穴，按捏5~10分钟，每日2~3次；再换手按压对侧的穴位，反复操作即可。

生活当中，按压内关穴，常用来治疗以下病症。

1. 按揉内关穴能止疼痛　现在，胃疼不适是很多人常有的事儿。首都医科大学教授王鸿谟说，他年轻的时候就曾因为胃痛而直不起腰来。后来，他急中生智想起了内关穴，于是用力按压。没过多久，疼痛就明显减轻了。后来王鸿谟还用这种办法养胃——一边看电视，一边按内关。时至今日，王鸿谟的胃病再也没犯过。

人们普遍反映皮试的疼痛程度比肌内注射、静脉穿刺更甚，感觉有难忍的撕裂样疼痛。临床实验表明，指压内关穴可以明显减轻皮试时的疼痛。具体方法是：在皮试前，让患者自己按压内关穴，有酸、麻、胀痛时，立即进行皮内注射即可。

2. 按压内关穴可治疗打嗝、呃逆和呕吐　用拇指按压内关穴，与拇指对应，同时用示指按压外关穴，力度以感到酸痛为限。这样按压几分钟，打嗝一般就会止住。

对怀孕前3个月恶心、呕吐的妊娠反应，疗效很好。

晕车晕船时，按压内关穴，配合足三里也能减缓恶心呕吐的发作。

3. 常按内关穴，可治疗梅核气　梅核气，就是自觉咽喉部位有物堵塞，上又上不来，下又下不去，但不影响饮食的一种病症。西医上的一些慢性咽炎，就属于中医上的这个梅核气病。

遇见这个病症，赶快按压内关穴，当有酸胀感的时候，你感觉一下咽喉部位的变化，立刻就轻松了。按压内关穴的酸胀感越明显，你的咽喉部位就会越感到轻松。次数不限，时间不限。

4. 按压内关穴，可有效降低舒张压　血压，有舒张压，有收缩压，用我们老百姓的话说就是有低压，有高压。舒张压，就是指血压中的低压。正常人的低压应该为60~90mmHg，50岁以上的人，可以适当的高点，95~100mmHg也可以。如果发现自己的低压超过了100mmHg，这时，你要做的，不仅仅是吃药，还要按揉自己的内关穴。有事没事，只要有时间就按压自己的内关穴，时间久了，低压高的现象就有可能会消失。

5. 心里苦闷，按压内关穴　外因是通过内因起作用，不管是什么事让你不舒服，心理感觉苦闷，在外部原因没有解除之前，平息内乱，消除苦闷是必须的，因为它会给你的身体带来很大的伤害。

《百证赋》中说"建里内关扫尽胸中之苦闷"。故而，按揉建里穴、按压内关穴，能消除心里的苦闷不适建里穴位上腹部，前正中线上，脐上3寸，中脘穴下1寸。

临床上，我就见过有好多病人总是说自己冤得慌，苦闷无处诉说，当她们说完之后，你问"心里还苦闷吗"，回答依然是"还苦闷"。这时，用中药调治也可以，让病人自我按摩更是不错的选择：先按建里几分钟，然后，按揉左边的内关穴几分钟，右边的内关穴几分钟，你再问病人"心里还苦闷吗"，回答就是"不大苦闷了"。不过这里要注意的是，一定要按压出酸胀的感觉来。

6. 心脏不舒服，按压内关穴　《内经》认为："心为人身之君主，不得受邪，若外邪侵心，则心包当先受病。"内关穴是手厥阴心包经之络穴，又是八脉交会穴之一。心包经可以调节心脏的功能，堪称心脏的保护神，因此，心脏不舒服的时候，按压内关穴，效果不错。特别是冠心病患者，常常按揉内关穴，可明显地缓解不舒服症状的出现。

▇ 尺泽穴　补肾润肺止泻应急要穴

尺泽穴，别名鬼受、鬼堂，是手太阴肺经上的重要穴道之一。

定位　位于肘横纹中，肱二头肌腱桡侧凹陷处。

尺，"尸"（人）与"乙"（曲肘之形象）的合字，指前臂部；泽，浅水低凹处，所以，尺泽，是因其位置特点而名。"尺泽"，从名字上来分析，有灌溉之意，而

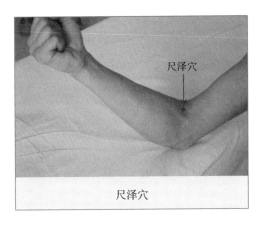

尺泽穴

"尺"字又暗指肾脏，因此本穴有补肾之功。它的原理是通过降肺气来达到滋补肾脏的目的，最适合上实下虚的人。

此穴更是补肾的要穴。按摩这个穴位，可以把肺经多余的能量补到肾上去。因为尺泽是合穴，"合穴属水，内应于肾"，而这条经是肺经，属金，金能收水，所以这个穴有补肾的作用，通过按摩这个穴位，我们就能够令身体的能量在自身转化。如果患有哮喘、高血压、上实下虚等症，都可以使用这个穴位，降压强肾，是老年人不可不知的好穴。

生活当中，按揉尺泽穴可以治疗以下病症。

1. 治疗咳嗽、咽喉痛 尺泽穴有清宣肺气、泻火的作用，故而，对于咳嗽、咽喉红肿疼痛等病症，有很好的治疗功效。

一天不定时地按揉尺泽穴，每次的时间不限，只要有酸胀的感觉出现，咳嗽、咽喉肿痛就会缓解。如果有人患有西医上说的扁桃体炎、咽喉炎等病症，就按揉尺泽穴吧。

如果咽喉部位有黏痰、不易咳出的，也赶快按揉尺泽穴吧。咽喉在人体中属肺系，肺热上行便容易使咽部肿痛。

2. 止急性呕吐、泄泻 尺泽穴有清邪热降逆的作用，故而对于因热导致的呕吐腹泻有很好的治疗效果，只要按揉一会儿，让酸胀的感觉出现，这时我们就会感觉呕吐缓解并逐渐消失。

3. 降血压 高血压的人，常常按揉尺泽穴，能起到一定的降压效果。如果血压突然升高，或者突然发现自己的血压很高，这时，在尺泽穴部位放血，效果则立竿见影。

有一个老年患者，血压为 200/100mmHg，头晕头胀，由于当时没有降压的西药，故而，在尺泽穴部位的静脉上进行放血，放出来的血颜色很黑，两三分钟后，二三十毫升的血放出来了，再问病人情况，头晕头胀的感觉明显缓解。

4. 清肺润燥 肺主皮毛，对于皮肤干燥的病症，经常按揉尺泽穴，能起到很好的润燥作用；眼睛干涩，按揉尺泽穴，能起到比较好的缓解作用。

曲池穴 降压、止痒伴泻火，一按就灵

曲池穴，手阳明大肠经的穴位。曲池穴位于肘部。

定位 曲肘，横纹尽处，即肱骨外上髁内缘凹陷处。主治病症有：老人斑、皮肤粗糙、手肘疼痛、眼疾、咽喉肿痛、瘾疹，腹痛吐泻，上肢瘫、麻、痛，高血压、贫血等。

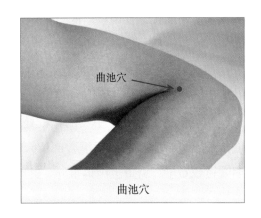

曲池穴

具体来说，临床上单按曲池穴，可治疗以下病症。

1. **患有风热感冒，可以点按曲池穴** 由于曲池穴具有很好的清热泻火作用，故而，对于外感发热的病症，可以按揉曲池穴。一般一次点按 1 分钟，一天数次。现代常配合谷、外关穴等治疗感冒发热、咽喉炎、扁桃体炎；配合谷、血海穴等治疗荨麻疹；配肩髃、外关穴等治疗上肢痿痹。

2. **患有风疹瘙痒，快按曲池穴** 曲池穴为大肠经的穴位，有加速新陈代谢，促进肝脏解毒的功效，患有风疹、荨麻疹之后，可强刺激用力按压曲池穴，一般按压三五分钟后可感觉到瘙痒减轻。

3. **患有慢性鼻炎，快按曲池穴** 曲池穴为手阳明大肠经的合穴，具有清热解毒、祛风通络、开通肺气的作用，可治疗鼻、咽喉部位的病症。由于慢性鼻炎，一般都有鼻塞、鼻涕黏稠甚至颜色发黄的热证，故而，按压曲池穴，清热的同时通络通肺气，可很好地治疗慢性鼻炎。

4. **按压曲池穴能降血压** 用右手按压左边的曲池穴，再用左手来按压右边的曲池穴，每次三五分钟，一天数次。特别是在每天早上 6~10 点和下午

3~5点这两个高血压发作的高峰期时间段,按压曲池穴有效。当然,再配合在太冲穴的按压,则效果更好。

5. 按压曲池穴能祛痘　如果有的人脸上长了好多痘痘,那么,就赶快按揉自己的曲池穴,再用手上后溪穴部位敲打桌子边。次数不限,时间不限。

6. 按压曲池穴治疗颈椎病　现在颈椎病的发病率越来越高,特别是经常开车、上网的人,都说自己的脖子疼。

患有颈椎病,脖子两边肌肉疼痛的时候,按揉曲池穴,效果不错。左边脖子的肌肉疼,按压左边的曲池穴,右边脖子的肌肉疼,按压右边的曲池穴,一次按压两三分钟,一天数次。注意,一定要把曲池穴部位按压得有酸胀感觉。

如果你感觉到脖子中央的颈椎处疼痛,这个时候,可以按压后溪穴,或者,把手半伸半握,用后溪穴部位来敲打桌子边缘。如果有胀痛的感觉,说明穴位找对了,力道也用得很好。继续敲,三五分钟后停下来。一天数次。

肩髃穴　手臂挛痹必选的穴位

肩髃穴,位于肩峰端下缘,当肩峰与肱骨大结节之间,三角肌上部中央。将上臂外展平举,肩关节部即可呈现出两个凹窝,前面一个凹窝中即为本穴。

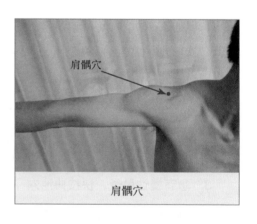

肩髃穴

肩髃穴有通经活络、疏散风热的作用,可治疗急性脑血管病后遗症、肩周炎、高血压、乳腺炎、荨麻疹等病症。

按摩方法:拇指按压该穴时,力量要渗透,按压该穴可感到局部酸痛感明显,有的会出现向上臂放射的现象。每次按压 3~5 分钟,左右手交替按压,每天次数不限。

在生活中,经常按摩肩髃穴可治疗以下病症。

1. **按揉肩髃穴，可治疗肩部疼痛**　关于该穴，历史上还有一个典故。隋末唐初的著名医家甄权擅长针灸治病。有一天，鲁州刺史受风寒，肩不能抬起而不能拉开弓箭，遍访名医无人能知，后来求治于甄权。甄权在其肩髃穴上刺入一针，取出针后，鲁州刺史立刻就能拉弓射箭了。这个典故就说明了肩髃穴对肩部疼痛有奇效。

2. **常按摩肩髃穴可防治肩周炎**　按摩最好的方法就是躺在床上，放松肩膀，让别人轻轻揉按这个穴位3～5分钟。自己也可以做，先将右手搭到左肩，四指尽量展开，抓牢肩部，掌心紧贴肌肉，用大拇指做旋转按摩，同时其余四指做抓提按摩。较为严重的患者，可找个道具，一堵墙或一棵树都行，将肩部贴紧墙或树，然后以肩部为轴心，做旋转按摩。

3. **按揉肩髃穴，可以祛风湿、通利关节**　治疗因风湿性关节炎、类风湿关节炎导致的上肢关节肿胀、手臂挛急疼痛，可按揉或者艾灸肩髃穴，效果较好。

极泉穴　宽胸理气解闷，轻松告别狐臭

极泉穴为手少阴心经的首穴。取穴方法：上肢曲肘，手掌按于后枕，在腋窝中部有动脉搏动处即此穴。高及甚为极，君位为极；水之始出曰泉。心者，君主之官，极泉位置最高，又为首穴，如君登极。心主血脉，手少阴心经起于极泉，喻手少阴脉气由此如泉中之水急流而出，故名极泉。

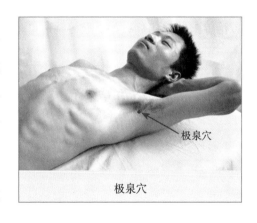

极泉穴

按摩方法：端坐位，一臂微张开，以方便按揉腋窝。选准穴位，用另一手拇指在前，其余四指在后，置于腋窝部，握住覆盖腋窝前方的胸大肌，以其余四指按揉极泉穴，力度以感觉酸痛明显为度，每次按揉2～3分钟，左右交替，早晚各1次。

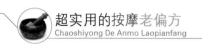
在生活中，经常按摩极泉穴可治疗以下病症。

1. 弹拨极泉可宽胸理气，治疗胸闷心悸 施治者右手托起被治者左侧上肢，使其腋窝暴露，左手手心向上，示、中指并拢，伸入腋窝内，用力弹拨位于腋窝顶点的极泉穴，此处腋神经、腋动脉、腋静脉集合成束，弹拨时手指下会有条索感，注意弹拨时手指要用力向内勾按，弹拨的速度不要过急，被治者会有明显的酸麻感，并向肩部、上肢放散。

2. 揉揉极泉，轻松告别狐臭 腋臭，俗称狐臭，由于其刺鼻的气味使人感到特别的厌烦，给有狐臭的人造成很大的心理负担和自卑感，从而影响工作、学习及交际。若狐臭较重，一般只能选择切除汗腺，对于症状较轻而又不愿意手术的患者，除了勤洗澡、勤晒太阳和勤换洗衣物外，还可经常按揉一下极泉穴。该穴下淋巴结和淋巴管丰富，皮肤汗腺发达，故刺激可以治疗瘰疬和腋臭。

3. 按摩极泉穴，改善上肢功能 现代研究表明，经常按摩极泉穴除了可以消除胃胀外，还能改善上肢功能，对肩关节及指关节功能活动均有改善作用。极泉穴分布着丰富的血管和神经。从心脏出来的血液，通过该处的血管循行到手臂部。神经与血管伴行，从躯干部走入手臂。所以按压该穴位，可以治疗上肢的病症，如上肢疼痛、麻木、瘫痪等。

涌泉穴 强肾第一要穴，人体长寿大穴

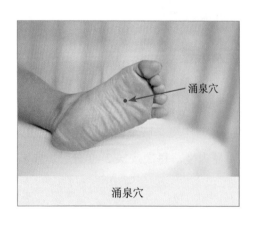

涌泉穴

位置 涌泉穴，在人体足底穴位，位于足前部凹陷处第 2、3 趾趾缝纹头端与足跟连线的前三分之一处，为全身腧穴的最下部。

涌泉。涌，外涌而出也。泉，泉水也。该穴名意指体内肾经的经水由此外涌而出体表。本穴为肾经经脉的第一穴，它联通肾经的体内体表经脉，肾经体内经脉中高温高压的水液由此外涌而出体表，故名涌泉穴。

1. 按摩方法　按摩前最好用热盐水浸泡双侧涌泉穴。热水以自己能适应为度，加少许食盐，每次浸泡 10～30 分钟。一次 5～10 分钟，一天 2～3 次。

（1）用大、小鱼际推搓、拍打涌泉穴，以足底部有热感为好。

（2）在床上取坐位，双脚自然向上分开，或取盘腿坐位。然后用双拇指从足跟向足尖方向涌泉穴处，作前后反复地推搓；或用双手掌自然轻缓地拍打涌泉穴，最好以足底部有热感为适宜。

（3）取自然体位、仰卧位或俯卧位，用自己双脚做相互交替地对搓动作，可也用脚心蹭搓床头或其他器械，或用脚底碾压转动球状物，达到按摩涌泉穴的目的。

2. 涌泉穴是人体长寿大穴，经常按摩此穴，则肾精充足，耳聪目明，发育正常，精力充沛，性功能强盛，腰膝壮实不软，行走有力。

（1）推按涌泉穴，强身长寿：涌泉穴是人体两大"长寿穴"之一。涌泉穴与脏腑、经络有密切关系，是病灶的反射区，可以通过刺激此穴，达到防治疾病的目的。

推按涌泉穴，可由下到上地调节肾、肾经及全身各大系统，有整体保健的功用，长期按摩"涌泉穴"，可达到延年益寿的目的。

（2）推搓涌泉穴能防治多种疾病，尤其是老年性的哮喘、腰腿酸软、便秘等病效果较明显。这是因为通过推搓涌泉穴，可以达到对肾、肾经及全身起到由下到上的整体性调节和治疗的目的。

人类的足底部含有丰富的末梢神经网，以及毛细血管、毛细淋巴管等器官，它与人体各个系统、组织、器官有着密切的联系。通过对涌泉穴地推搓可以加强它们之间的相互联系，从而调整人体脏腑的代谢过程。俗话说："若要老人安，涌泉常温暖。"据临床应用观察，如果每日坚持推搓涌泉穴，可使老人精力旺盛，体质增强，防病能力增强。

（3）涌泉穴为强肾第一要穴：涌泉穴是肾经的首穴。我国现存最早的医学著作《黄帝内经》中说："肾出于涌泉，涌泉者足心也"。意思是说：肾经

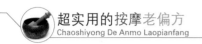
之气犹如源泉之水，来源于足下，涌出灌溉周身四肢各处。所以，涌泉穴在人体养生、防病、治病、保健等各个方面显示出它的重要作用。

（4）用手指按压涌泉穴，可辅助脑出血后的康复，还可治疗须发早白。次数不限，时间不限。

■ 至阴穴　预防和纠正胎位不正

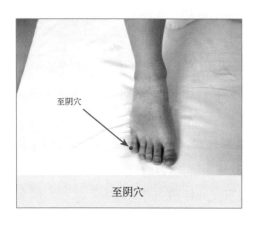

至阴穴

至阴穴

至阴穴位置在足小趾外侧趾甲角旁 0.1 寸处。这里强调的是中医的寸指的是同身寸，拇指的最宽部分为 1 寸，其余四指并拢为 3 寸。

"冬至灸至阴，如吃野山参"。至阴，时令之大穴。此穴有两大作用：纠正胎位不正和治疗风热之邪上扰头目之疾。

本穴为至阳之府与至阴之府交汇，最善调理阴阳气血。艾灸能增加子宫活动度，松弛腹肌，使胎儿转正。

按摩方法：施术者用大拇指指尖掐按至阴穴。掐按的力度以能耐受为度，注意不要掐破皮肤。每天早晚各 1 次，每次 36 分钟，两侧至阴穴交替掐按。

现代经常用于治疗以下病症。

1. 预防和纠正胎位不正　现在，人们对于优生优育很是重视，以至于怀孕之后，过于呵护而出现很少活动的情况，此时，就出现了妇产科门诊经常出现的问题——胎位不正。

一般情况下，出现胎位不正的时候，西医大夫在教你做运动的同时也会告诉说按压至阴穴，也就是足小趾外侧指甲根角旁的这个位置。因为有试验表明，刺激至阴穴，可以使子宫蠕动速度明显加快，对其中的胎儿产生良性刺激，可预防和纠正胎位不正，避免滞产。

当然，用艾条来灸，也有很好的作用。

2. 按压至阴穴可以治疗急性腰扭伤 治疗急性腰扭伤的穴位很多，其中，至阴穴也是一个选择。一般情况下，先掐按至阴穴三五分钟，再按揉睛明穴三五分钟，感觉腰痛情况明显就缓解了。

3. 掐按至阴，可治疗头脑空虚证 老子曰：至阴萧萧，至阳赫赫。萧萧出于天，赫赫出于地。

头宜清凉，腹宜温暖。"病在头者，取之足"。足太阳从头走足，至阴穴，是足太阳膀胱经井穴，有清热通络之功，对于头脑空虚之证，用力掐按至阴穴三五分钟，最好再配合按百合穴，很快就感觉头脑较前清醒多了。

太冲穴 主疏泄消气，是治疗肝病的首选穴位

太冲穴为人体足厥阴肝经上的重要穴道之一，治疗肝病的首选穴位。它位于足背侧。

取太冲穴时，可采用正坐或仰卧的姿势，太冲穴位于足背侧，第一、二趾跖骨连接部位之前凹陷处。以手指沿踇趾、次趾夹缝向上移压，压至能感觉到动脉映手，即是太冲穴。

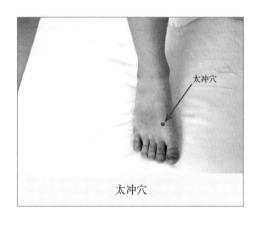

太冲穴

太冲是肝经上的腧穴和原穴。特别要强调的是对于脾气大、性格急躁的患者，刺激太冲有助于打通整条肝经的经脉，起到疏肝理气，增强体内血气供应，平熄内火的作用。火灭了，怒气自然也就消了。

按摩方法：将大拇指或食指置于太冲穴上，并施力按揉，力度以有酸胀感为宜。每次 5~15 分钟，一日 2~3 次。

在生活中，经常按摩太冲穴可以治疗以下病症。

1. 按揉太冲穴可治感冒 感冒初起，有流涕、咽痛、周身不适等感觉时，按摩脚上的太冲穴可减轻感冒带来的不适，甚至可以使感冒痊愈。时间

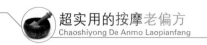
不限，次数不限。

2. 按揉太冲穴，可"消气" 无论是谁，都会有生气的时候。很多人虽然知道"生气是用别人的缺点来惩罚自己"，但是，还是照样生气。

有人生气之后是声高毁物，有人生气之后是"憋在肚里而不出"，不管哪一种生气方式，都会对健康造成影响。

怎样能让人不生气或者生气之后能很快平复呢？那就按压你的太冲穴吧。

从理论上讲，原穴往往调控着该经的总体气血。人生气之时，肝也会受到影响，太冲这个肝经的原穴便会显现出一些信号，表现为有压痛感，温度或色泽发生变化，对外界更为敏感，甚至于软组织的张力发生异常。从实践上讲，生气、发怒的人往往太冲穴部位会出现异常。通过对太冲穴的针灸、按摩等，确实可以疏解病人的情绪。

按压这个穴位前，可以先用温水浸泡双脚 10~15 分钟，再用左手拇指指腹揉按右太冲穴，3 分钟后换右手拇指指腹揉按左太冲穴 3 分钟，也可以直接按压这个穴位，时间不限，一天的次数不限。当然，揉按时要有一点力度，以产生酸胀甚至胀痛感为宜。

对于那些爱生闷气、有泪往肚子里咽的人，可以经常按揉太冲穴以消气。

这里一定要注意的是，孕妇禁用。

由于太冲穴在足部的反射区为胸部，故而，按压太冲穴同样可疏解心胸的不适感。

3. 指压太冲，防治高血压 太冲穴是足厥阴肝经的一个重要穴位，经常按揉此穴不仅可以疏调肝气，更重要的是还能预防和治疗高血压。故而，对于高血压病人，有事没事的时候，按压一下太冲穴。最简单的办法就是用一只脚的脚后跟来按揉另一只脚的太冲穴。时间不限，一天的次数不限。

4. 刺激太冲，可治疗急性肩肘损伤 急性肩周损伤主要表现为肩关节功能障碍和明显疼痛，通过刺激太冲穴来治疗，效果显著。临床证实，急性肩肘损伤后，太冲穴会有明显的压痛感，一边刺激该穴，一边让患者适度活动肩部关节，可起到立竿见影之效。

在传统中医针灸学中太冲配合谷称为四关穴。根据合谷与太冲一气一血、一阳一阴、一升一降，以及相互制约、相互依赖、相互为用的关系，使升降协调，阴阳顺接，共奏调理脏腑、平衡阴阳、通达气血、平肝熄风、祛风止痛之功效。在临床上其主治之广，功效之显著是显而易见的。主治头痛、眩晕、小儿惊风等等。现代常用太冲穴来治疗脑血管病、高血压、青光眼、面神经麻痹、癫痫、肋间神经痛、月经不调、下肢瘫痪等症。

行间穴　肝火旺，找行间

行间穴，在足背侧，当第一、二趾间，趾蹼缘的后方赤白肉际处。

行间。行，行走、流动、离开也。间，二者当中也。该穴名意指肝经的水湿风气由此顺传而上。行间穴为足厥阴肝经之荥穴，在五行中属火，所以具有泄肝火、疏气滞的作用。在临床上配合其他穴位，治疗由肝火旺盛引起的头痛、目赤、

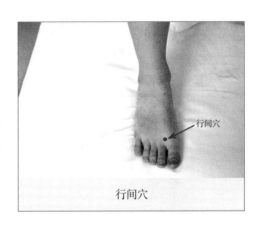

行间穴

失眠等症，及肝气郁滞引起的胁痛，呃逆，月经不调等症，常能起到立竿见影的效果。

按摩方法：两腿盘坐，以一手食指指尖掐按行间穴。按的力度以能耐受为度，注意不要掐破皮肤。每天早晚各一次，每次 2~3 分钟，两侧行间穴交替掐按。

在生活中，经常按摩行间穴可治疗以下病症。

1. 肝火旺，找行间　如果一个人"肝火旺"，这时，我们就可以按揉肝经上的荥穴——行间穴来泻火。

肝火旺时人容易发怒，大怒甚全会导致肝火上冲于头部，出现头痛、眩晕；上冲于眼睛则出现目赤肿痛、目眩、青盲；上冲于耳出现耳鸣，耳聋等

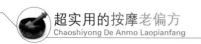

等，治疗这些病症，我们经常自己按揉行间穴效果不错。

2. 按揉行间，治疗眼睛发红　行间穴为肝经之荥火穴，具有疏肝泻火之功，由于肝开窍于目，眼睛发红是火所致，故而，按揉行间穴，治疗眼睛发红效果不错。

行间穴为人体足厥阴肝经上的主要穴道之一，其主治疾病为：宿醉不适，眼部疾病，腿抽筋，夜尿症，肝脏疾病，腹气上逆，肋间神经痛，月经过多，闭经，痛经，白带，阴中痛，遗尿，淋疾，疝气，胸胁满痛，呃逆，咳嗽，头痛，眩晕，中风，癫痫，瘈疭，失眠，口、膝肿，下肢内侧痛，足跗肿痛等。

现代常用于治疗高血压、青光眼、结膜炎、睾丸炎、功能性子宫出血、肋间神经痛等。配耳尖、太阳穴主治目赤肿痛。

■ 公孙穴　补脾、安神之要穴

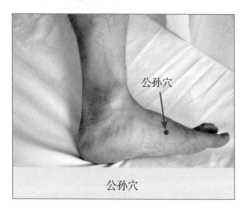

公孙穴

公孙，位于人体的足内侧缘，当第一跖骨基底部的前下方。

公孙，公之辈与孙之辈也，言穴内气血物质与脾土之间的关系也。脾经物质五行属土，其父为火，其公为木，其子为金，其孙为水。该穴名意指本穴物质为脾经与冲脉的气血相会后化成了天部的水湿风气。

临床上按摩公孙穴常可治疗以下疾病。

1. 按揉公孙，补脾行气活血　人体内十二经中，冲脉涵养十二经的全部气血，调理冲脉便可疏导十二经气血。公孙穴通冲脉，按揉此穴，可健脾、行气活血，对脾虚气血不通的病症，可通过按压公孙穴来治疗：找准穴位，以大拇指稍用力按压，以有明显酸胀感为度。每次3~6分钟，每日3~5次。

2. **按揉公孙，改善便秘和腹泻**　脾主运化，布散津液，脾虚之后，津液布散失常，大肠中津液减少则便秘，津液增多则腹泻，按揉公孙穴，可以健脾而助运化，故而能改善便秘和腹泻。次数不限，时间不限。

3. **按揉公孙，缓解痛经**　公孙穴通冲脉，冲脉起于胞宫，与女性行经有重要关系。按揉公孙穴位，以重力掐按行泻法强刺激此部位，可改善女性经期血气运行，消除寒滞引起的气血不畅，缓解疼痛。

4. **按揉公孙，缓解胃疼**　公孙穴位于足太阴脾经，同时又与冲脉相通。脾主管运化水谷精微，而冲脉是十二经脉和五脏六腑气血的要道。公孙穴总督脾经和冲脉，有统领全身的功效。它最明显的功效就体现在胸腹部，所以与腹部有关的问题，如胃痛、胃胀、胃下垂、消化不良等病症，它都管，大多可以起到很好的调治效果。对于经常胃反酸、胃痛的朋友来说，刺激公孙穴可以抑制胃酸分泌，进行艾灸或按摩都可以。如果配以中脘穴和内关穴，则效果更佳。

5. **孕期呕吐按揉公孙穴**　一般来说，孕妇在怀孕初期（1~3 个月内），常会出现恶心、呕吐等反应，特别是在清晨或晚上易出现轻微的呕吐，也有的孕妇呕吐很严重，此谓"妊娠反应"。公孙是足太阴脾经的络穴，按揉它能调理脾胃，疏通肠道。肠道通畅了，胃气也就跟着往下走了，另外，跟它相通的冲脉正是妊娠呕吐的关键所在。

三阴交穴　女性不可不知，妇科疾病的万能穴

三阴，足三阴经也。交，交会也。三阴交穴名意指足部的三条阴经中气血物质在本穴交会。三条阴经气血交会于此，故名三阴交穴。

穴位在内踝尖直上 3 寸，胫骨后缘即足内踝上缘，四横指处。

三阴交，此穴得名于其为脾、

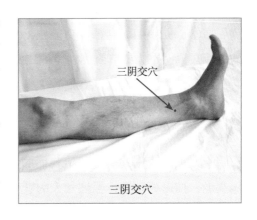

三阴交穴

三阴交穴

肝、肾三条经络的交会之处。可以调节足三阴经的气血运行，同时补益肝、脾、肾三脏。所以本穴具有健脾益气、补肝滋肾、止血止痛等功效，应用十分广泛，凡涉及足三阴经的疾病，此穴皆有治疗作用。

中医认为，女性更年期为"脏躁"所致，应以补肾、润燥、益脾为主要手段。刺激三阴交，可疏通脾、肝、肾三条经络，使女性经气旺盛、经血充足，常葆年轻活力，推迟绝经期及更年期，延缓衰老。

按摩方法：每天晚上 5~7 点，用力按揉三阴交穴 10~15 分钟，或者取坐位，小腿放于对侧大腿上，中指按于对侧悬钟穴，拇指按于三阴交穴，用拇指顺时针按揉三阴交 3~5 分钟，然后逆时针按揉 2 分钟，以感到酸胀为宜。注意需长期坚持，才能收效显著。取坐位，按揉此穴可养护子宫、卵巢，保持女性魅力。

有痛经的女性可在月经来前约 1 周开始，每天花个 3~5 分钟按摩合谷穴和三阴交穴；每天刺激三阴交穴 2~3 次，每次持续 2 分钟（产生酸胀感）。子宫和卵巢是任脉、督脉、冲脉这三条人体要经的起点任脉主血，督脉主气，而冲脉主管人体全部经络。三阴交为腧穴，刺激它可促进这三条经脉的畅通，养护子宫和卵巢，使女性睡眠充足，面色红润，时时神采飞扬。

本穴的最大特点是妇科疾病的万能穴。中医认为"妇女以血为本"，血在女性的一生中占有十分重要的地位，这是因为在女性的一生中，会经历很多与血密切相关的生理问题，这里主要指的就是女性的月经、怀孕、生产、哺乳一直到绝经，都离不开大量血的支持。另外女性还有个明显的特点就是"情绪化"，而主管情志的是肝脏，因此肝、脾、肾三经与女性的关系最为密切，女性的很多疾病大都由此三经出现问题。常见的有月经不调、痛经闭经、产后血晕、更年期综合征、功能性子宫出血等等。尽管三阴交穴是妇科疾病的万能穴，但作为调节身体功能的广义范畴的"中药"，它有好的一面自然也有不足的地方，例如，对于怀孕的女性，针灸三阴交穴有引发流产的危险，所以对孕妇应该禁用。

经常用手指按摩此穴可增强男子性功能。女人常揉三阴交穴可延缓衰老。三阴交穴就是我们的父母留给我们的巨额财产。可以帮助我们维持年轻，延缓衰老，推迟更年期，保证女人的魅力。三阴交穴对人体究竟有什么神奇作用呢?

1. **保养子宫和卵巢**　人体的任脉、督脉、冲脉这三条经脉的经气都同起于胞宫（子宫和卵巢）。其中，任脉主管人体全身之血，督脉主管人体全身之气，冲脉是所有经脉的主管。每天晚上 5 ~ 7 点，肾经当令之时，用力按揉每条腿的三阴交穴各 15 分钟左右，能保养子宫和卵巢。促进任脉、督脉、冲脉的畅通。女人只要气血畅通，就会面色红润，睡眠踏实，皮肤和肌肉不松垮。

2. **紧致脸部肌肉，使脸部不下垂**　经常伤害脾，脸上及全身肌肉都会更快地松弛。如果想在 40 岁之后，还能对抗地球的引力，保证脸部和胸部不下垂。除了饮食要规律之外，还要经常在晚上 9 点左右，三焦经当令之时，按揉左右腿的三阴交穴各 20 分钟健脾，因为三阴交穴是脾经的大补穴。

3. **调月经，祛斑，去皱，祛痘**　三阴交是脾、肝、肾三条经络相交汇的穴位。其中，脾化生气血，统摄血液。肝藏血，肾精生气血。女人只要气血足，那些月经先期、月经后期、月经先后无定期、不来月经等统称为月经不调的疾病都会消失。而女人脸上长斑、痘、皱纹，其实都与月经不调有关。只要每天晚上 9 ~ 11 点，三焦经当令之时，按揉两条腿的三阴交各 15 分钟，就能调理月经，祛斑、祛痘、去皱。不过，要坚持才有效果。

4. **保持血压稳定**　三阴交穴是一个智能调节穴位。当你血压过高或过低，每天中午 11 ~ 13 点，心经当令之时，用力按揉两条腿的三阴交各 20 分钟，坚持两三个月，能把血压调理至正常值。

另外，三阴交还能调治脾胃虚弱，消化不良，腹胀腹泻，白带过多，子宫下垂，全身水肿，眼袋浮肿，小便不利，脚气，失眠等症。

保养秘诀：保持心情愉快，饮食清淡，适量运动，充足的睡眠，每天按揉三阴交穴，每条腿的三阴交穴至少按揉或用经络锤敲打 10 分钟以上。

有的男士或许会问，本穴男性可不可以用呢? 答案是肯定的。例如，体内有湿热的人，口干舌燥而总想喝水，都可以按摩三阴交穴而获得效果。无论过胖或过瘦，按摩它都能起到一定的作用，也就是说三阴交有对瘦人增肥与对肥人减瘦的功能。有人会问，增肥与减瘦不是自相矛盾的吗，这是什么道理呢？无论过胖或过瘦，都是由于阴阳不调而造成的，经络穴位是调节人体阴阳平衡的系统，调节之故而均能治疗之，这有什么不妥的呢？我们知道，肥胖症虽与摄入过多有一定的关系，但最主要的还是脾胃功能的问题，是由于体内能量不足导致堆积过多而造成，过瘦则是由于新陈代谢过于旺盛消耗能量过多所致，三阴交有健脾益气、补肝滋肾的作用，能够促使人体更好地与天地交通从而获得更多的能量，并进一步改善机体功能活动，从而使得机体在物质层次更好地吸收与应用。所以，本穴既能减肥又能增重，并没有什么稀奇。

阳陵泉穴　治疗筋脉麻痹之要穴

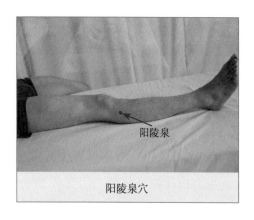

阳陵泉

阳陵泉穴

阳陵泉穴（在小腿外侧，膝下腓骨小头前下方凹陷中），是足少阳胆经上一个重要穴位。阳陵泉是筋之会穴，为筋气聚会之外，既治疗胆腑病症，又治筋病，还治疗足少阳经体表循行通络上的病变。本穴归于足少阳胆经，为八会穴之一，筋之会，具有舒筋活络、祛风除湿、活血散寒、疏利关节、通痹止痛之功，是治疗筋脉麻痹之要穴。

按摩方法：坐位微屈膝，腰微弯，①用两手拇指按压在两腿阳陵泉上，其余四余并拢托住小腿肚，同时用力揉捻50下。②两手掌分按两膝外侧，同时用力拍打各50下。点揉的力度要均匀、柔和、渗透，使力量达深层局部组织，以有酸胀感为佳，切忌用蛮力。每天早晚各1次，每次3～5分钟，可以双侧同时或者交替点揉。

临床上常按摩阳陵穴治疗以下疾病。

1. **抽筋痛苦一点便消**　你有过这样的体会吗？突然腿脚抽筋了，痛苦难忍，走不了路。儿童也经常会发生这样的事情。对于这种情况，除了应注意补钙之外，还可经常按揉阳陵泉穴。中医经络理论认为即膝骨小头前下方的凹陷筋会阳陵，故而对于筋出现问题引起的各种疾病，都可以试着用阳陵泉来进行治疗。抽筋是典型的筋病，取阳陵泉穴效果显著。

2. 按揉阳陵泉，治疗胆部疾病 阳陵泉穴善治胆疾，具有疏肝理气、清热利湿、利胆退黄、和胃止呕之功，主治胁肋痛、呕吐、口苦、黄疸、小儿惊风、破伤风等。

西医学常用于治疗运动系统疾病，如膝关节及周围软组织疾病、坐骨神经痛、下肢瘫痪、肩周炎、落枕、腰扭伤、臀部肌内注射后疼痛；消化系统疾病，如肝炎、胆结石、胆绞痛、胆道蛔虫症、习惯性便秘；其他如高血压、肋间神经痛、咯血、乳腺炎、中风、耳聋等症。

条口穴 主肩周炎及小腿诸疾

条口穴，在小腿前外侧，当犊鼻下 8 寸，距胫骨前缘一横指（中指）。刺激条口穴，可舒筋活络、理气和中，可治疗肩周炎，膝关节炎，下肢瘫痪，胃痉挛，肠炎，扁桃体炎，脘腹疼痛等病症。

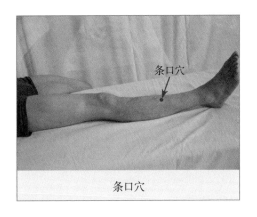

条口穴

按摩方法：坐在椅子上，微屈膝，腰部前倾，用拇指指腹按揉一侧条口穴。点揉时的力度要均匀、柔和、渗透，不能与皮肤表面形成摩擦。每天的次数不限，每次 5～10 分钟，两侧条口穴同时或交替进行点揉。

临床上常按摩条口穴治疗以下病症。

1. 按揉条口穴，可治疗肩周炎 条口穴是治疗漏肩风的经验有效穴，而肩漏风，就是我们常说的肩周炎，即肩关节周围疼痛，活动受限，遇风寒则加重。

2. 按揉条口穴，可使腿部气血畅通　好多人晚间会出现腿抽筋，自以为是缺钙，就大量的服用补钙药物，也许有效，但不明显，更有甚者，补钙之后，变成高钙血症，结果很麻烦。有人游泳之时，也会出现腿抽筋；有人是受凉之后，小腿抽筋。怎么办？

按揉条口穴，即可缓解此类症状。

3. 点揉条口穴，腿部气血通　随着现代生活节奏的加快，现在许多人不注意腿部保暖，或者有些女性出于爱美之心，不喜欢在冬天穿得太臃肿，导致腿部受到风寒或风湿，从而引起腿部酸困疼痛，甚至出现行走困难，影响出行。对于这种情况，要多点揉小腿外侧中间的条口穴，该穴有疏经活血的作用，腿部经络气血畅通了，腿部的各种不舒服自然也就得以缓解。条口穴对于下肢痿痹、转筋以及脘腹疼痛都有比较好的效果。

足三里穴　抗衰老第一保健要穴

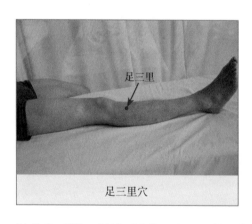

足三里穴

足三里穴，足阳明胃经的合穴，在小腿前外侧，位于膝盖边际下三寸，当犊鼻下 3 寸，距胫骨前缘外一横中指。

"三里"是指理上、理中、理下。古今大量的养生和针灸临床实践都证实，足三里是一个能预防治疗多种疾病、强身健体的重要穴位，被称为"第一保健要穴"。足三里是可与参、茸相媲美的滋补要穴。

西医学研究证实，刺激足三里穴，可使胃肠蠕动有力而规律，并能提高多种消化酶的活力，增进食欲，帮助消化；在神经系统方面，可促进脑细胞功能的恢复，提高大脑皮层细胞的工作能力；在循环系统、血液系统方面，可以改善心功能，调节心律，增加红细胞、白细胞、血红蛋白和血糖量；在内分泌系统方面，对垂体－肾上腺皮质系统功能有双向性良性调节作用，提高机体防御疾病的能力。

民间有句俗语："常按足三里，胜吃老母鸡"。老母鸡的营养大家都知道，但是经过验证，人们发现经常拍击或者按压足三里，身体好了很多，一些经久不愈的毛病不知不觉的没了，竟然比吃老母鸡的功效还好，所以才有了这么一句话。人们在不断与疾病作斗争的过程中，发现足三里具有和鸡肉类似的作用，是人体的保健要穴，同样可以用于补肾益精、补益脾胃、补血养阴等。

历来养生研究者对艾灸足三里的养生神奇作用都非常重视。艾灸使局部皮肤发红，艾条缓慢沿足三里穴上下移动，以不烧伤局部皮肤为宜。也有用燃艾团办法的。

中医常讲："要想身体安，三里常不干"，这句话的字面意思是如果想要身体安康，就要使足三里常常保持湿润的状态。那么，如何保持这种"不干"的状态呢？古人过去常用的足三里穴防病健身方法是用灸法，多采用"化脓灸"。那就是每天灸足三里穴一次，灸时采用艾条或艾柱，一次约 15 分钟或更长时间。穴位处出现小水疱后停止艾灸，并保持局部皮肤清洁，待水疱自行吸收。古人认为这样做相当于每天进补一只老母鸡的效果。而且在当时物质文明尚不发达的条件下，这种保健方法是很经济也很方便的。因此，这种方法很快就在民间流行起来。现今仍有很多人喜欢经常灸足三里或进行针灸并用以进行保健，需要注意的是，在应用化脓灸时应严格消毒，以防止感染。

按摩方法：用足三里穴防病健身的方法很多，下面推荐 3 种最简单易行的足三里按摩健身法。它比灸法更方便实施，而且更易迅速见到效果。

1. 按三里　不拘姿势，身体放松。用大拇指或中指按压足三里穴，两侧穴位同时操作。首先按住几秒后迅速松开，然后再按住缓缓加力，直到已无法再加力，再迅速松开，然后按住足三里穴，松开时手指不离开皮表，依此操作。

每次按压 5~10 分钟，注意每次按压要使足三里穴有针刺一样的酸胀、发热的感觉。如果用手指感觉不能适应，可以器械代替。

2. 揉三里　不拘姿势，身体放松。用大拇指或中指揉两侧足三里穴。两手按住两侧穴位，按同一方向转圆（顺逆均可），36 圈后，再反向转圆。

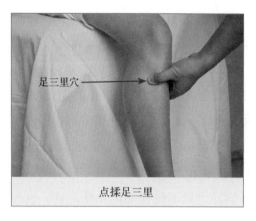

点揉足三里

两侧揉完后，手握空拳，拳眼向下，垂直捶打足三里穴位。捶打之时，也会产生一定酸、麻、胀、痛和走窜等感觉，反复操作数次即可结束。

注意揉动垂直用力，向下按压，按而揉之，不能太快。两手手指要按住，粘着肉皮转动，不是在体表摩擦。

3. 熨三里　取坐姿，身体放松，使足三里穴周围的皮肤露出。把两手掌心相对擦热后迅速分别敷于两侧穴位上，停留5～6秒，两手沿上下方向擦动，上拉时稍轻，下推时稍重。操作5分钟左右，这时候应有两小腿连及上下的热感。如感到热感不够，可以加长操作时间。

坚持上述方法进行锻炼2～3周，就会使胃肠功能得到增强，改善睡眠状况，使人精神焕发，精力充沛。很多慢性病都会有不同程度的改善，对结核病、感冒、高血压、低血压、动脉硬化、冠心病心绞痛、风心病、肺心病、脑出血等都有防治作用。对体质虚弱者，尤其是肠胃功能不好，抵抗力减低的人宜用此法增强体质。

丰隆穴　祛全身有形、无形之痰

丰隆穴位于人体的小腿前外侧，当外踝尖上八寸，条口穴外，距胫骨前缘二横指（中指）。从腿的外侧找到膝眼和外踝这两个点，连成一条线，然后取这条线的中点，接下来找到腿上的胫骨，胫骨前缘外侧1.5寸，大约是两横指宽度，和刚才

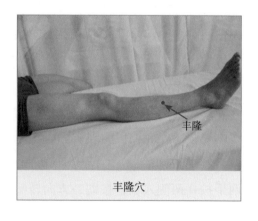

丰隆穴

那个中点平齐，这个地方就是丰隆穴。

丰隆，象声词，为轰隆之假借词。本穴物质主要为条口穴、上巨虚穴、下巨虚穴传来的水湿云气，至本穴后，水湿云气化雨而降，且降雨量大，如雷雨之轰隆有声，故名之。

丰隆穴具有调和胃气、祛湿化痰、通经活络、补益气血、醒脑安神等功效，尤被古今医学家所公认为治痰之要穴，祛全身有形、无形之痰。"痰多宜向丰隆寻"，明·楼英《医学纲目》指出："风痰头痛，丰隆五分，灸亦得。诸痰为病，头风喘嗽，一切痰饮，取丰隆、中脘"，《备急于金方》云："丰隆主狂妄行，登高而歌，弃衣而走"等等，均指出丰隆穴为治痰之要穴，又是治疗因痰所致的癫狂、咳嗽、哮喘、头痛等病症的有效穴。

按摩方法：坐位微屈膝，腰部前倾，先用大拇指点按丰隆穴几分钟，再沿顺时针揉丰隆穴几分钟，然后用大拇指沿丰隆穴向下单方向搓几分钟。点揉时的力度要均匀、柔和、渗透，不能与皮肤表面形成摩擦。每天早晚点揉各 1 次，每次 5~10 分钟，将两侧丰隆穴同时或交替进行点揉。

丰隆穴的主治病症有：头痛、眩晕、咳嗽痰多，癫狂，下肢痿痹等症。现代常用于治疗耳源性眩晕、高血压、神经衰弱、精神分裂症、支气管炎、腓肠肌痉挛、肥胖症等。

1. **搓揉丰隆穴，消除胃胀症**　当感觉胃胀、打嗝、食欲不佳时，采用揉搓丰隆穴的办法，可有一定的效果。这是因为丰隆穴具有很好的治疗慢性胃肠病、调理胃脏的功能，当胃失和降时就可出现胃胀，打嗝，食欲不佳。

2. **按揉丰隆穴，可以消痰除湿**　脾为生痰之源，痰湿，是人体内正常津液出现异常化的一种表现。由于刺激丰隆穴可健脾化痰，故而凡是体内有痰湿之人，特别是在有痰吐不出的时候，丰隆穴就会变得比平时敏感许多，这种情况下，常按揉丰隆穴，效果不错。

不过要注意的是，由于丰隆穴部位肉厚而硬，点揉时可用按摩棒，或用示指节重按才行。找穴要耐心些，可在经穴四周上下左右点按试探，取最敏感的点。

3. **减肥**　由于胖人多湿，更多的肥胖之人是因脾虚不运，痰湿滞留而导致的，故而常常按压丰隆穴，可去脂减肥，拥有苗条好身材。

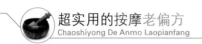
承山穴 是治疗湿邪偏胜的腰腿疼痛之要穴

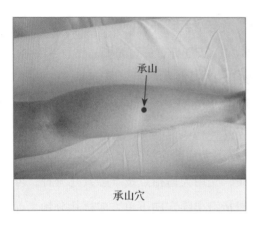

承山

承山穴

承山穴，是足太阳膀胱经上的一个穴位。它位于在小腿后面正中，委中与昆仑之间，当伸直小腿或足跟上提时腓肠肌肌腹下出现三角形凹陷处。取穴时，微微施力垫起脚尖，小腿后侧肌肉浮起的尾端就是承山穴。

承山。承，承受、承托也。山，土石之大堆也。承山名意指随膀胱经经水下行的脾土微粒在此固化。本穴物质为随膀胱经经水上行而来的脾土与水液的混合物，行至本穴后，水液气化而干燥的脾土微粒则沉降穴周，沉降的脾土堆积如大山之状，故名承山。

按摩方法：用拇指用力点按承山穴，并坚持点住不放松，直至肌肉痉挛缓解为止。承山穴是临床常用穴位之一，为腿部转筋、肛门疾患的常用效穴。

针灸医生在临床中应用承山穴治疗过落枕、急性腰扭伤、痔疮、痛经、肩周炎和腓肠肌劳损等都取得较好效果。比如有人落枕后，我们让患者趴在床上，然后用拇指尖用力按压承山穴，并嘱咐患者慢慢的活动脖子，一般情况下，10~15分钟后患者就会感到颈部活动自如。当发生腿抽筋的时候，赶快按揉承山穴，会很快缓解症状。

治疗肩周炎，针灸医生做条口穴透承山穴治疗，有奇效，为什么？

这是因为条口和承山一属足阳明胃经，一属足太阳膀胱经。足阳明胃经在肩部的走向路过缺盆而络督脉的大椎，与足太阳膀胱经相交于肩部，两穴经气上行同交于肩，所以治疗肩周炎有奇效。

虽然有句话说"腰背委中求"，但治疗腰腿部的病变，特别是治疗湿邪侵袭导致的腰腿疼痛沉重，按揉承山穴位，效果很好。这是因为承山穴是现今人们发现的祛湿效果最好的穴位。

轻轻按一下承山穴，就会感到特别的胀痛，这就是体内湿邪过多的经气不畅通的缘故。当按揉一段时间之后，就会感到身上发热，这就是膀胱经上的阳气在起作用，和"太阳出来了，雾气也就散了"一样，这时，体内的湿邪也开始排散。

对于风湿性关节炎、类风湿关节炎的病人，经常按揉承山穴，能起到很好的辅助治疗作用。

当然，经常按揉承山穴也能防止腿部积存废物，使腿部线条柔美，并能消除长久站立、行走所造成的疼痛。

对于患有痔疮之人，经常按揉承山穴，也能起到很好的治疗作用。按揉时间不限，一天次数不限，多多益善，只要你能忍受。

委中穴　腰背止痛委中求

委中穴是足太阳膀胱经的一个穴位。在腘横纹中点，当股二头肌腱与半腱肌肌腱的中间。

委中，委，堆积也，中，指穴内气血所在为天人地三部的中部也。该穴名意指膀胱经气在此聚集。本穴物质为膀胱经膝下部各穴上行之气，为吸热后的上行之气，在本穴为聚集之状，所以叫委中。

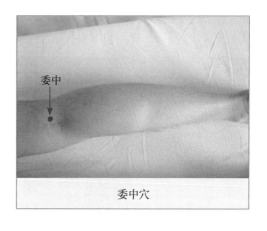

委中穴

按摩方法：也可以稍弯腰，用两手拇指端分别按压两侧委中穴，力度以稍感酸痛为宜，一紧一松。然后顺、逆时针方向各揉30～50次。两手握空拳，用拳背有节奏地叩击该委中穴，连做30～50次。

点揉的力度要均匀、柔和、渗透，使力深达深层局部组织，以有酸痛感

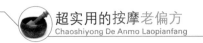

为佳。早晚各 1 次，每次点揉 10 ~ 15 分钟，两侧委中穴可交替点揉。

按摩委中穴可缓解腰腿痛、腿部酸麻等疾病。

如果有腰背不适的人，可趴在床上，由自己操作或由家人帮忙。按摩的时候，最好与腿部的屈伸相配合。按压时，如果能搽上一点刮痧油或药酒更好。这样不仅可以治腰痛，还能有效解除腿部酸麻疼痛，对一些下肢疾病也有保健作用。因此，平时在生活中，我们也可以经常按摩委中穴，按摩时力量可以稍微大一点，虽然按压时有疼痛的感觉，但对身体十分有益。膀胱经最活跃的时候为下午 3 ~ 5 点，在这段时间刺激委中穴效果更好。

当患有小便异常病症时，如前列腺疾病导致的小便不畅、老年人体虚出现的遗尿等，按揉委中穴，可起到较好的效果。当性功能低下时，按揉委中穴也能起到一定的效果。

西医学常用于治疗消化系统疾病，如急性胃肠炎、霍乱、腹痛、痔疮；神经系统疾病如坐骨神经痛。

血海穴　调血益气、引血归经之要穴

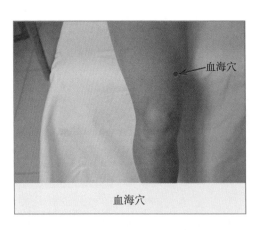

血海穴

血海穴，在大腿内侧，髌底内侧端上 2 寸，当股四头肌内侧头的隆起处。

血海。血这里指脾血；海，指脾经所生之血在此聚集，气血物质充斥的范围巨大如海血，故名。

血海穴，是足太阴脾经的一个普通腧穴，但在临床应用中，却有一般人意想不到的疗效，常用于治疗痛经、闭经、月经不调、崩漏、带下、功能性子宫出血、产后恶露不尽、睾丸炎、小便淋涩、皮肤瘙痒、膝关节疼痛等症。

生活当中，好多人看书或电视时感觉眼睛干涩不舒服、动不动就感觉手脚麻木等，这些都是血虚所致，此时，用大拇指按揉或轻微握拳以敲打血海穴，有很好的疗效。

脸上有祛斑的人，午饭前按摩血海穴可祛除面部雀斑，另外气血瘀滞肥胖可按摩血海穴。

现在，很多女性都感觉到自己的月经过少，这里，我们不谈导致这种情况出现的原因，只说一个治疗的方法：按揉血海穴。一天的次数不限，时间不限。

特别注意的是生产后会变得非常虚弱，此时若疏忽了保暖工作，很容易被风寒侵入体内，造成产后酸痛。此时，可通过按压血海穴，加速气血运行，调血益气来缓解症状。具体手法如下：每天 3 次，以示指、中指、无名指的指腹按压产妇左右血海穴 100 次。

太溪穴　全身的第一大补穴

全身第一大补穴：太溪穴，是足少阴肾经之"腧穴"，腧又是肾经原穴。原，本源、根源也。本穴输出的地部经水真正表现出肾经气血的本源特性，故为肾经原穴。

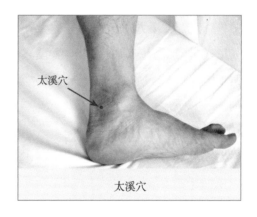

太溪穴

太溪穴位于足内侧，内踝后方，内踝尖与跟腱之间的凹陷处。重在补肾，具有明显提高肾功能的作用。

按摩方法：用对侧手的拇指按揉，也可以使用按摩棒或光滑的木棒按揉，注意力量柔和，以感觉酸胀为度，不可用力过大以免伤及皮肤。每次 10~15 分钟，3~5 次。

适宜症状：绝大多数肾脏疾病，如肾虚、慢性肾功能不全、慢性肾炎、糖尿病肾病等。特别是对患有慢性肾病，同时表现为浮肿、腰酸腿冷、浑身乏力的患者效果最为明显。还可祛痘、祛斑、祛眼袋浮肿、祛黑眼圈、美白肌肤、增强记忆力、改善听力及视力、增强身体抵抗力、减少感冒的发生。

对于肾炎病人，按揉后可使高血压有一定程度地降低，尿蛋白明显减少。按摩虽然有很好的效果，但是仍然需要配合药物治疗。

有人经常足跟痛，这就是肾虚，应多揉太溪穴，顺着太溪穴把肾经的气血引过去。只要太溪穴被激活了，新鲜血液就会把瘀血冲散吸收，然后再循环带走。为什么会痛？痛就是有瘀血，停在那里不动了，造成局部不通，不通则痛。若把好血引过去，把瘀血冲散，自然就不痛了。揉太溪穴就是帮助冲散瘀血。

有人经常咽喉干，喝水也不管用，没有唾液，这是肾阴不足。揉太溪穴就能补上肾阴。太溪穴是原穴，原穴的意思是既补肾阴，又补肾阳。

有很多女性朋友来月经的时候肚子痛，这时揉太溪穴很管用。有的人肾绞痛，尤其是体内有肾结石的时候，那么平常多揉太溪穴就能防治这种症状。

太溪穴还可以治先天性抽搐。如果大脑受伤，它还有辅助调养的功效。因为脑髓是肾所主，跟肾经有极大关系，所以要想调养后天受伤的大脑，就要好好刺激太溪穴。

总之，太溪穴不但是肾经的大补穴，还是全身的大补穴。大家都知道足三里穴是强身大穴，但如果与太溪穴相比，足三里穴偏重于补后天，太溪穴偏重于补先天。所以，要补先天之本就得从太溪穴开始。

▇ 肝俞穴　改善心情，保护肝脏之要穴

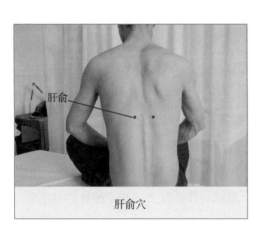

肝俞穴

肝俞穴，属足太阳膀胱经。本穴为肝的背腧穴，是肝脏经气传输之处，故有疏肝解郁、利胆退黄、理气之功，主治黄疸、胁痛等症。位置在背部，当第9胸椎棘突下，旁开1.5寸。

按摩方法：请他人代为按揉。选准肝俞穴，施术者两手置于被施

术者背部，双手大拇指指腹分别按揉两侧的肝俞穴。做旋转运动，由轻到重至能承受为止，按揉的手法要均匀。每次持续 5~10 分钟，每天 3~5 次。

当然，如果你觉得麻烦，还有一个偷懒的方法，那就是用背部撞墙或撞树，离墙根 10~15cm 处站立，撞个 5~10 分钟也可，只不过效果大多没有按摩好。

生活中按摩肝俞穴可治疗以下疾病。

1. 改善心情 七情中的"怒"能伤"肝"，暴怒可导致"肝气上逆"，郁怒可导致肝气郁结。"肝主疏泄"，肝的疏泄功能正常，则全身血液运行通畅，心情自然就会舒畅。

2. 保护肝脏 当肝脏有疾时，多表现为胁痛、黄胆等肝胆病症；由于肝开窍于目，肝脏疾病还能致目赤肿痛、视物不明、迎风流泪等，以上诸症都可通过按揉肝俞穴来治疗。

3. 清肝明目，保护视力 肝开窍于目，本穴为肝之腧穴，具有泻肝火、补肝血、柔肝阴、清肝明目、消肿止痛之功，主治目赤、目视不明、夜盲等症。

现代常用于治疗急、慢性肝炎，胆囊炎，结膜炎，夜盲症，近视等。配太冲穴主治胁肋疼痛；配肾俞、太溪穴主治健忘、失眠；配光明穴主治目昏。

期门穴 疏肝理气，保健肠胃之要穴

期门。期，期望、约会之意；门，出入的门户。期门名意指天之中部的水湿之气由此输入肝经。本穴作为肝经募穴，尽管其穴内气血空虚，但却募集不到气血物质，唯有期望等待，故名期门。该穴位于胸部，当乳头直下，第 6 肋间隙，前正中线旁开 4 寸。

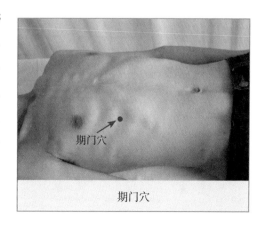

期门穴

按摩手法：分别将双手的中间 3 个指头并拢，放在双侧穴位上，然后一边吸气，一边加力按压一边吐气，一边放手，直至有酸麻感。或将双手大拇指指腹置于穴位上，每天打圈儿按揉 60~100 下左右，每天 3~5 次。

期门穴有不少保健的功效，比如能健脾疏肝、理气活血。期门穴的主治病症有胸胁胀满疼痛，呕吐，呃逆，吞酸，腹胀，泄泻，饥不欲食，胸中热，喘咳，奔豚，疟疾，伤寒热入血室等，患者通过按揉期门穴能有一定疗效。居家保健按揉期门穴主要有疏肝理气、保健肠胃的作用。

1. 按摩期门，调气调血　由于按揉期门穴有疏肝的作用，而肝主疏泄，调气调血，故而对于气血不调的病症如手脚冰凉、肢体麻木等有很好地治疗作用。

2. 按揉期门，可以丰胸止疼　经常按揉期门可丰胸止疼，因为期门穴位于乳下，按摩此穴位可促进女性胸部血液循环，具有舒经活血的功用，长期按摩，可促进乳房发育，改善因气血瘀积造成的乳房疼痛等症。每天按揉的次数不限，每次按揉的时间不限。

肺俞穴　养肺、散热之要穴

肺俞穴为足太阳经背部的腧穴，因其内应肺脏，是肺气转输、输注之处，为治疗肺脏疾病的重要腧穴，故名肺俞。

肺俞穴是主治肺脏疾患的重要腧穴，由于腧穴与其相应的脏腑有生理上和病理上的密切联系，当脏腑发生病变时，常在其相应的腧穴出现异常现象，如压痛、敏感点、硬结等，故肺俞穴也可以用于诊断肺部疾病的反应点。

取穴方法：一般采用正坐或俯卧姿势，肺俞穴位于人体的背部第

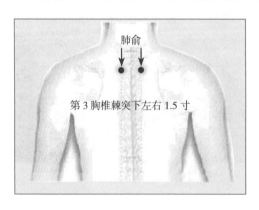

肺俞

第 3 胸椎棘突下左右 1.5 寸

三胸椎棘突下旁开 1.5 寸处，左右各一穴。先低头找到脖子后面正中有一个骨性的突起，这是第七颈椎的棘突，往下数三个这样的突起，这是第三胸椎棘突，再往两边 1.5 寸或两指处即是。大约就是肩胛骨上缘下两三指。这里的寸，都是同身寸，即患者中指第二关节为一寸，指也是患者的手指。

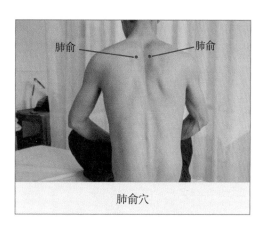
肺俞穴

按摩方法：取坐位，先用左手掌根搭于右侧肩井穴，中指指尖按定右肺俞穴，打圈儿按揉几分钟后，然后换右手照上法按揉左肺俞穴。每天按揉 100～200 下左右，每天 2～3 次。

在生活中常按摩肺俞穴可治疗以下疾病。

1. 按揉肺俞穴，祛除雀斑 雀斑为发生在面颊部位的黑褐色斑点。它一般在 3~5 岁左右出现，到青春期时加重，随着年龄增长有减淡的趋势。女性居多。好发于面部，特别是鼻和两颊部，手背、颈与肩部亦可发生。色斑为针尖至米粒大，淡褐色到黑褐色斑点，数目不定，从稀疏的几个到密集成群的数百个，孤立不融合。无自觉症状。日晒可激发或使之加重，一般冬轻夏重。

由于雀斑是热性的皮肤病，而肺主皮毛，肺俞穴能散发肺脏之热，故而按揉肺俞穴就能很好地消除雀斑。

2. 保持肺气通畅 当感到气短乏力，憋闷难受，快走、爬楼梯感到喘气不顺畅时，我们就要赶快按摩肺俞穴，这是因为肺是呼吸吐纳交换之场所，肺俞穴能助肺排浊。

3. 按揉肺俞穴能化痰止咳 用手掌反复摩擦肺俞穴，或者双手分推肺俞穴，可以很快缓解咳嗽。对于反复咳嗽也有效。平时也可以这样做，增强肺功能，也可以用允吸的方法，吸出红痧。如此你会明显感觉到喉咙部位的异物感消失。艾灸肺俞穴对于咳嗽、哮喘也有很好的疗效。隔姜灸肺俞穴也可以治疗哮喘。

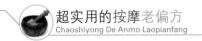

帮助小孩祛痰，我们在指压肺俞穴时不可用力过大，但应增加按压次数。

▉ 脾俞穴　脾脏散热除湿之要穴

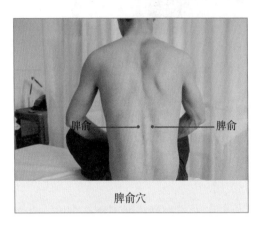

脾俞

脾俞

脾俞穴

脾俞穴为足太阳经背部的腧穴，因其内应脾脏，是脾气转输、输注之处，为治疗脾脏疾病的重要腧穴，故名脾俞。脾俞穴，位于第11胸椎棘突下，旁开1.5寸。

脾俞穴能调和脾胃，解湿热之气，消除肢体乏力、背痛等虚劳症状，是养生大穴，同时也是帮助你远离胃肠疾病的养身大穴。

按摩方法：被按摩者俯卧，按摩者两手大拇指按在左右两脾俞穴位上（其余四指附着在肋骨上），力度以有酸胀感为宜。按揉约3~6分钟，或捏空拳揉擦穴位60~100次。

脾俞穴的主要治疗病症为腹胀、腹泻、呕吐、痢疾、便血等脾胃肠腑病症和背痛。现代常用于治疗胃溃疡、胃炎、胃痉挛、神经性呕吐、肠炎等症。

1. 按揉脾俞穴，可治疗阴囊潮湿、小便不利　由于脾俞穴能调和脾胃，解湿热之气，故而对于阴囊潮湿、小便不利的病症，按揉脾俞穴，可起到一定的效果。

2. 常按脾俞穴，可治疗贫血　脾为后天之本，主运化，能把饮食物中的营养物质和水液运送到脉中而化为血，常按脾俞穴，能很好地健脾助运、益气生血。次数不限，时间不限。

3. 按摩脾俞穴治疗小儿厌食　小儿厌食的发病城市儿童相对于农村儿童

发病率相对较高。其病变的脏腑主要在脾胃。脾俞穴是脾的经气输注之处，是治疗脾脏疾病的要穴，脾俞穴是脾的保健穴，对小儿的多种疑难杂症有特效。按摩脾俞穴可使脾胃的消化吸收功能旺盛，消化好，进食就不会受影响。

命门穴　保护生命、促进生生不息的穴位

命门，为历代养生家最为重视的穴位之一。命门穴，是督脉上的一个穴位，在第二腰椎与第三腰椎棘突之间。督脉总督一身之阳经，本穴归于督脉，位两肾俞之间，具有壮肾阳、培元固本之功。

取穴方法：取穴时采用俯卧的姿势，命门穴位于人体的腰部，当后正中线上，第二腰椎棘突下凹陷处。指压时，有强烈的压痛感。

按摩方法：选准穴位，用拇指尖端点按、揉法及手掌搓、擦法，激发该穴的脉气，起到保护生命健康的作用。当然，自己也能做命门

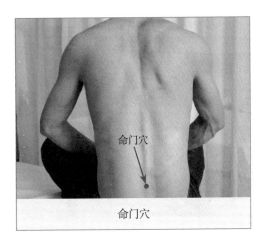

穴的保健按摩. 用掌擦命门穴及两肾俞穴，以感觉发热发烫为度，然后将两掌搓热捂住两肾俞穴，意念守住命门穴约 10 分钟即可。然后手握空心拳，然后向后敲打命门穴，时间不限，次数不限。

在应用上，对于虚损腰脊疼痛效果尤为显著。另外对于下肢痿痹、小腹冷痛、妇科疾病、男性肾阳不足及腹泻等，都可以求助于命门穴进行有效治疗。

1. 扶正固本，补肾益精　经常摩擦命门穴可强腰膝固肾气，延缓人体衰老。疏通督脉上的气滞点，加强与任脉的联系，促进真气在任督二脉上的

运行。并能治疗阳痿、遗精、脊强、腰痛、肾寒阳衰，行走无力、四肢困乏、腿部浮肿、耳部疾病等症。

2. 按摩命门，养脑健脑　督脉行于脊中，内络于脑，脑为元神之府，本穴归于督脉，故有健脑益智、镇惊安神之功，用于治疗癫痫、惊恐、神经衰弱等症。

3. 对于腰痛、痛经的病人，有人在命门穴处采用捏脊的手法，效果很好

西医学常用于治疗妇科疾病如子宫内膜炎、盆腔炎；生殖泌尿疾病如性功能减退、前列腺炎、遗尿、小便不利、肾炎。

肾俞穴　滋阴壮阳、治疗腰膝酸软之要穴

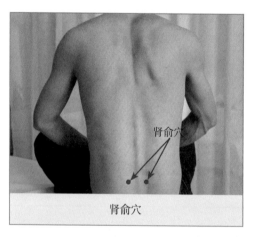

肾俞穴

肾俞穴位于人体的腰部，在第二腰椎棘突下旁开 1.5 寸处（约左右二指宽处）。人直立或者是正坐，然后吸气，先摸到我们肋骨的下缘，在侧腰部，沿着肋骨的下缘画一条水平线，交叉在腰两旁的肌肉上，脊柱两侧二指宽处即是肾俞穴。属足太阳膀胱经。肾俞名义肾脏的寒湿水气由此外输膀胱经，以外散肾脏之热。

快节奏的生活使现代人疏于锻炼，长期静坐不动容易阴气过盛，而阳气不足。因此，容易产生疲劳、乏力、失眠等症。平常多按摩后腰的肾俞穴，肾俞穴有强肾的作用，能够缓解久坐不动会引起的阳气相对不足。俗话说"生命在于运动"，在疲劳时，按摩肾俞穴，可快速补足肾气，改善疲劳症状。

按摩方法：被施术者俯卧位，施术者两手置于被施术者腰背部，用双手大拇指指腹或手握空拳，分别按揉或捶打两侧的肾俞穴。按揉的手法要均匀、

柔和、渗透，以局部有酸痛感为佳。按揉约 3~6 分钟，每日 2~3 次。

或双手搓热掌心后，把两手掌心放到肾俞穴上，做一上一下地擦动，通过擦的动作可以让你腰部的肾俞穴位发热，而且感觉是从里面往外发热。也可以出去散步时，两手握空拳，边走边击打双侧肾俞穴，每回击打100~300 下。

按摩肾俞穴对于腰疼、肾脏病患、高血压、低血压、耳鸣、精力减退等都有保健治疗效果。因肾主人体水液，喜暖怕寒，按揉肾俞穴正好有利于温补肾阳。

1. **按揉肾俞，护肾之补药** 肾喜阳怕寒，在人体中主水液，是先天之本。在人体各脏器中，只有肾是需要一直补的。由此可见，稳固肾气在养生中是非常重要的。在人体三百多个穴位中，只有肾俞穴可直接滋补肾阳。按摩肾俞穴，可在短时间内生发阳气，鼓动肾气，改善肾虚。

2. **治腰膝酸软，为中老年养生良穴** 俗语"人老腿先衰"，中老年人腰腿痛多是肾脏开始慢慢衰虚的表现。按摩肾俞穴可温补肾阳，是最为有效的补肾方法，中老年人经常按揉此穴，自然可以补足肾气，增进腰部气血循环，消除腰肌疲劳，缓解腰腿疼痛，使腰腿部活动灵活、健壮有力。此法胜于吃药，肾俞穴是中老年人必知的养生良穴。

志室穴 保养肾脏、抵抗衰老的老年保健穴

志室穴，是足太阳膀胱经穴。位置在腰部当第 2 腰椎棘下，旁开 3 寸处。

志室。志，肾之精也，肾气也；室，房屋之内间也，与堂相对，堂在前、室在后，亦指穴内气血为肾脏外输水气。志室名意指肾脏的水气由此外输膀胱经。

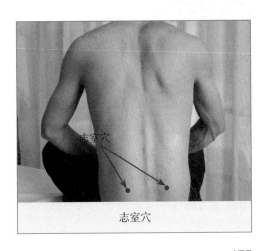

志室穴

肾在背部的反应点与保健穴，除了肾俞穴之外，在其外侧旁边还有一个穴位——志室穴。经常按揉志室穴，可以预防因肾虚引起的腰腿痛、遗精、阳痿等现象。

按摩方法：被施术者俯卧位，施术者两手置于被施术者腰背部，双手大拇指指腹分别按揉两侧的志室穴。按揉的手法要均匀、柔和、渗透，以局部有酸痛感为佳。按揉约 3~6 分钟，每日 2~3 次。

志室穴，常用来治疗腰脊强痛，小便不利，阴中肿痛，头昏目眩，耳鸣耳聋，月经不调，以及肾炎、肾盂肾炎、前列腺炎等病症。西医学常用于治疗泌尿生殖系统疾病，如肾炎、肾绞痛、膀胱炎、尿道炎、前列腺炎遗精、阳痿；运动系统疾病如下肢瘫痪、腰肌劳损、第 3 腰椎横突综合征。

1. 按揉志室穴，可治疗遗精　肾为先天之本而藏精，遗精，则是由于肾虚所致。按揉志室穴，能补肾，配合搓手后揉按命门，可以治疗遗精病症。每次 100~200 下，每日 2~3 次。

2. 常按志室穴，让你尽显窈窕细腰　指压该穴道，可以影响副肾分泌的与脂肪代谢有关的荷尔蒙，可除去现有脂肪，治疗腹部赘肉，保养肾脏、抵抗衰老。

风池穴　头部要穴，抵挡风邪的头部卫士

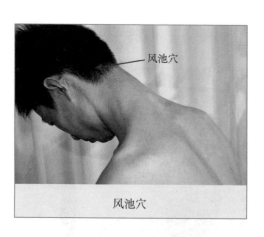

风池穴

风池穴

人体风池穴位于项部，当枕骨之下，与风府穴相平，胸锁乳突肌与斜方肌上端之间的凹陷处。

风池。风，指穴内物质为天部的风气。池，屯居水液之器也，指穴内物质富含水湿。风池名意指有经气血在此化为阳热风气。本穴物质为脑空穴传来的水湿之气，至本穴后，因受外部之热，水湿之气胀散并化为阳热风气输散于头颈各部，故名风池。是抵挡风邪的头部卫士。

按摩方法：以两手向上向后举起，用大拇指按压在此穴上，余 4 指向上相向，放在枕骨上。双拇指尖用力上下推压，每按压不少于 60 下，次数多多益善，每天 3～5 次。也可以用四指尖轻叩风池穴，每次 100～300 下，可起到提神醒脑、消除疲劳的作用。

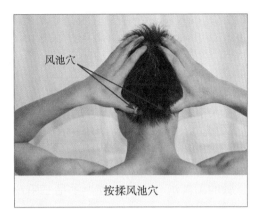

风池穴

按揉风池穴

在生活中常按摩风池穴可治疗以下疾病。

1. **按揉风池，消除头颈部疼痛**　风池穴是头部要穴，具有抵御外邪及清热解毒的功用，而感冒头痛多由风邪入侵或内有湿热引起。刺激风池穴可达到缓解头痛的目的。此外，每天早晚按揉风池穴 10 次，还可以缓解颈部疼痛。颈部疼痛多由疲劳引起，而风池在头颈之间，多条经脉从头部由此向下行，按揉风池穴和周围肌肉，可以有效地缓解颈椎病，外感风寒、内外风邪引发的头痛，以及长时间低头工作导致的颈部疲劳。

2. **按压风池，速疗颈性头晕**　颈性头晕多由颈部劳损、外伤和炎症等因素刺激或压迫周围的神经和血管，从而引起脑部供血不足而出现的以头晕、头痛、恶心、呕吐及颈部不适为主症的一类病症。

风池位于头、颈交接处，具有疏通经络及益气之功效，常常以适中力度按压此穴，可消除颈椎压力，恢复颈椎正常功能，以改善头部供血，消除头晕、头痛、恶心等症状。

3. **按压风池，预防感冒**　中医认为，感冒多由外邪入侵引起，风池是头部抵御外加的门户，具有预防风寒感冒的功效。当出现感冒症状时，运用此法还有减缓病情之功效。

4. **按压风池，明目醒脑**　风池穴能治疗大部分风病，常与攒竹穴、太阳穴、睛明穴、四白穴等配合，治疗眼部疾病，缓解眼部症状。

■ 大椎穴　　补足阳气的第一大要穴

大椎。大，多也。椎，锤击之器也，此指穴内的气血物质为实而非虚也。大椎名意指手足三阳的阳热之气由此汇入本穴并与督脉的阳气上行头颈。穴内的阳气充足满盛如椎般坚实，故名大椎。本穴物质为手足三阳经的阳气及督脉的阳气汇合而成，故为手足三阳及督脉之会。人体手、足三阳经与督脉均属阳经，7条阳经共会大椎穴，使其成为人体阳气最为丰盛之所，是补足阳气的第一大要穴。

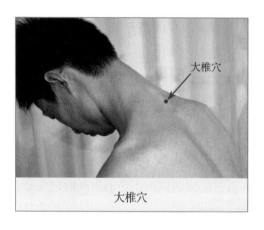

大椎穴

大椎穴

大椎穴，位于背部正中线上，第7颈椎棘突下凹陷中。

中医认为，阳气是人体内的固摄根本，人体内阳气充足，外邪就不能侵入。因此，补足阳气，可增强人体抵抗力，起到防病作用。阳气又是推动气血运转的动力，有通络活血的作用，按摩大椎穴可预防和治疗多种疾病。大椎穴主治五劳虚损、肩背痛、头痛、哮喘、风疹、感冒、呕吐、中暑等症。

对于咱们老百姓来说，平时闲暇之余，用手轻轻攥拳，向后敲打大椎穴，不但能起到补益身体的作用，而且还能运动肩关节，预防颈椎病。大椎穴为督脉的代表穴位之一，临床上大椎穴有广泛的治疗效果。

1. **掐按大椎，缓解高热**　高烧发热，一般是实火上行所致。实则泄之，大椎穴为阳气运行的枢纽，以掐按之法强刺激作用于此穴，用拇指指甲掐按大椎穴约20秒，然后松开3秒，反复操作，可及时泄除体内热邪，改善发热症状。

2. **揉擦大椎，改善四肢冰凉**　气温降低，往往造成人体出现四肢冰凉、关节、腰颈疼痛等不适症状。按揉大椎穴，将双手搓热，再找准穴位，四指并拢紧贴于颈项部，反复斜擦大椎穴 30~50 次。可通经活络，温气和血，保障体内阳气充足，从而达到抵御严寒、改善四肢冰凉和缓解疼痛的目的。

肩井穴 治疗头、肩疼痛之胆经要穴

肩井，位置在肩上，大椎与肩峰端连线的中点上。简易取穴法，以手五指拼拢，食指靠颈，中指尖到达的地方就是肩井穴。

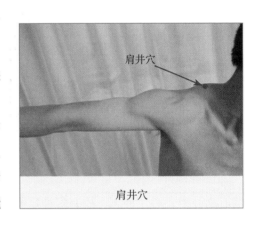

肩井穴

肩井穴有祛风清热、活络消肿的作用，主要治疗项强、肩背痛、手臂不举、中风偏瘫、滞产、产后血晕、乳痛、瘰疬及高血压、功能性子宫出血等病症。

肩井穴属于足少阳胆经，如果把身体看做是一口井，肩井穴就相当于一个井口，要保持井口通畅不受堵，才能让经脉通畅，因此平时需要按摩这个穴位，保持井口的干净，身体很多经脉是否通全都与肩颈所在的经脉有关。平时精神太集中或者压力太大的时候，颈部会不自主的往前探，这时候整个肩部就会拘谨、收紧，造成肩部肌肉过度地紧张，或者是痉挛，肩颈位置就会出现酸痛的感觉，按揉肩井穴会感到放松舒服，头晕头痛都得到缓解。

按摩方法：按揉肩井穴时先以左手食指压于中指上，按揉右侧肩井穴 5 分钟，再以右手按揉左侧肩井穴 5 分钟，力量要均匀，以穴位局部出现酸胀感为佳。每日早晚各 1 次。

在肩井穴治疗中，除了按揉肩井穴外，还有一个方法，即拇指和四指并拢放在肩这个位置。捏起来，再放下去，再捏起来，这样反复做，会感到肩部很舒服。

肩井穴不仅是治疗头、肩疼痛之胆经要穴，也是治疗乳腺炎、乳腺痛等乳腺疾病最有效的穴位之一，也可用于肝气郁结所致的淋巴结核。

膻中穴　疏理胸中闷气疗心肺病变

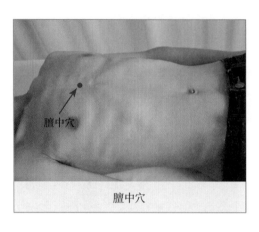

膻中穴

膻中穴位居胸部，在体前正中线，平第4肋间隙，两乳头连线之中点。属任脉，是足太阴、少阴，手太阳、少阳与任脉之会。为八会穴之一的"气之会"，宗气之所聚，是理气要穴，有宽胸理气、通阳化浊、宣肺化痰、止咳平喘、开郁散结之功。主治胸痹心痛、咳嗽、气喘、噎隔等。又为心包募穴，心包为心之外卫，心主神志，故有安神定惊、清心除烦之功，主治心悸、心烦等。

按摩方法：分揉法、推法和温灸法。仰卧位或端坐位，以中指指腹按揉膻中穴，顺时针和逆时针交替点揉。按揉的力度要均匀、柔和、渗透，使力量深达深层局部组织。推法用双手拇指腹或两手掌面自膻中穴沿胸肋向两侧推抹至侧腰部。早晚各一次，每次按揉3~5分钟。

膻中穴也可以用温灸法，用扶阳罐温灸即可，每次3~5分钟。适用于有寒证者或产后缺乳者。

西医学也证实，刺激该穴可通过调节神经功能，扩张冠状血管及消化道内腔径，在临床上可用于呼吸系统疾病如咳嗽、支气管炎、胸膜炎等、消化系统疾病如呃逆、呕吐、食道炎等、心血管系统疾病如心绞痛、心悸、心肌缺血缺氧等以及产后缺乳等病症的治疗。

1. **按揉膻中，排遣胸中闷气，开郁散结**　当人非常气愤时，往往会感到胸中憋闷。这是由于气愤而生出的多余恶气郁结在胸口所致。这一团恶气会扰乱机体的正常运行。此时，最好把心态放平和，同时配合按揉膻中穴，不仅可驱散憋闷于胸中的怒气，还可调顺人体正常的气，心情也会舒畅许多。我想，这就是此穴"宽胸理气"的功效吧。建议大家每天按揉此穴100~300

下，以收到舒缓压抑心情的效果。

2. **按揉膻中，可理气活血、祛瘀排脓** 主要用于治疗肺痈咯唾脓血等症。亦可用于治疗妇女少乳、乳痈等。

中脘穴 揉中脘，专治胃病

中脘穴，中脘穴在腹部肚脐上 4 寸，腹中线上。

由于这个穴在胃体中部，也就是胃脘中间，故而就叫做中脘穴。中脘穴是胃之募穴，是胃运行的灵魂枢纽。它具有和胃健脾、降逆利水之功用，专治胃病。中脘穴是"后天之本"，因为人体六腑的精气都汇集在这个地方。正因如此，中脘穴对于沟通脾、胃有重要作用。脾胃疾病一般由气虚或气血堵塞引起，按揉中脘穴，可疏通堵塞和补足气血，全面调理脾胃，加强脾胃功能，特别对运化不良的胃部消化问题有较好的治疗效果。

按摩方法有两种。

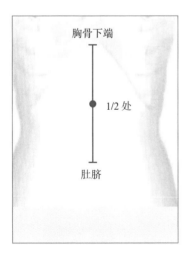

胸骨下端

1/2 处

肚脐

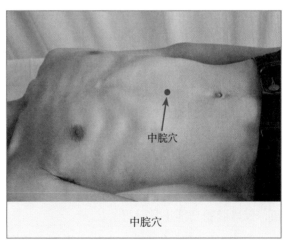

中脘穴

其一是将双手掌心向下紧贴穴位，向一个方向轻轻做圆周揉搓 5~10 分钟，以表皮产生热感为宜。

其二是用指腹或掌根按压在穴位上，轻轻按揉 2~5 分钟，也以表皮产生热感为宜，注意一定要让局部有酸胀感。

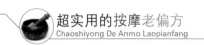

在临床上常按摩中脘穴可治疗以下病症。

1. 消化不良，胃病发作，快揉中脘　现代人吃的很好，但是，身体虚弱的人却特别多，原因就是这些人基本都有消化不良的问题。近水楼台先得月，中脘穴位于胃脘中部，按揉之后，可以健脾和胃，不但可治疗胃炎、胃下垂及十二指肠溃疡等疾病，还可有效缓解胃痛等不适症状。

按摩方法比较简单，可以用指腹也可以用掌根按压在穴位上，轻轻按揉就可以了。时间不限，次数不限。

2. 治疗冻疮　冻疮是由于寒冷造成人体气血不旺，毛细血管收缩产生瘀血导致的，常伴有麻木、疼痛、局部痛痒之感，并有水肿迹象。经常用力按揉中脘穴，可调节脾胃虚寒，保障血气运行通畅，温阳祛寒，避免患者受外邪寒冷入侵之苦。

天枢穴　理肠通气消疾之特效穴

天枢。天上星星名字，即天枢星，为北斗星的北斗一，其左连线为北斗二天璇星，右连线为北斗四天权星。

该穴之名意指本穴气血的运行有二条路径，一是穴内气血外出大肠经所在的天部层次，二是穴内气血循胃经运行。胃经上、下两部经脉的气血相交本穴后，因其气血饱满，除胃经外无其他出路，因此上走与胃经处于相近层次的大肠经，也就是向更高的天部输送，故名。

天枢穴属于足阳明胃经，是手阳明大肠经募穴。就位置而言，它位于人体腹中，上行清气与下行浊气在此处交会，就像一个主管人体气机沉浮的枢纽，保障肠腑功能正常运行。

取穴时，可采用仰卧的姿势，天枢穴位于人体中腹部，肚脐向左右三指宽（脐旁两寸）处。主治疾病有便秘、腹胀、腹泻、脐周围痛、腹水、肠麻痹、消化不良、恶心想吐等症。

它是临床常用穴位，按压天枢，可升清降浊，治疗各种原因引起的便秘。天枢是人肠募穴，刺激它可理肠通气，调整失调的肠腑功能，加速其运行，使"毒素"尽快排出体外。排便时，将左手中指置于穴位上，并加力按揉1分钟左右，以有酸胀感为宜，当有便意时，最好屏气，以加快排便。

经穴有双向调节作用，按压天枢，还治疗腹泻。天枢穴主辖人体气机沉浮，按揉此穴可调整人体气血运转，增强脾胃功能，

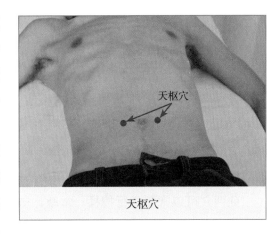

天枢穴

提高人体细胞的免疫能力，改善因虚火上浮引起的腹泻等腹部疾病。具体方法为待患者排便后，使其保持仰卧位或坐姿，撩开衣物将肚脐露出，施治者以拇指指端由轻渐重地按压双侧天枢穴5~10分钟。

气海穴　补益元气的常用保健穴

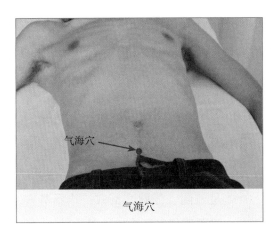

气海穴

气海穴位于下腹部，前正中线上，位于脐中下1.5寸，位于神阙与关元中间。取穴时，可采用仰卧的姿势，气海穴位于人体的下腹部，直线连结肚脐与耻骨上方，将其分为十等份，从肚脐3/10的位置，即为此穴。

气海。气，气态物也；海，大也。气海名意指任脉水气在此。水气吸热胀散而化为充盛的天部之气，本穴如同气之海洋，故名气海。

刺激此穴可以大补元气，气能生血，所以补气也可以促进补血。

气海和关元是两个重要的保健穴，经常联合使用。这两个穴位都在下腹部的中线上，间隔1.5寸。按摩气海穴具有益气助阳、调经固经的作用，能辅

助治疗男子遗尿、勃起不坚、遗精、滑精等。按摩关元穴则能治疗性功能低下、早泄以及食欲不振、体倦乏力等。还可以帮助解决大便不通、遗尿、遗精、阳痿、疝气、月经不调、痛经等症。

按摩方法：一般都是用拇指指腹逐渐用力点按或边点边揉地按，也可以右掌心紧贴于气海的位置，照顺时针方向分小圈、中圈、大圈，按摩100~200次。再以左掌心，用逆时针方向，如前法按摩100~200次，按摩至有热感为宜。

此两穴可以常年进行按揉、掌摩，初春晚秋和冬季也可以艾灸。可以在每天晚上或早起时进行刺激。《扁鹊心书》中就有明确地记载："人于无病时，常灸关元、气海、命门……虽未得长生，亦可得百余岁矣。"

气海、关元作为常用的保健穴同足三里一样重要。古有"春灸气海，秋灸关元"之说。宋代窦材说："……真气虚则人病，真气脱则人死。保命之法，灼艾第一，丹药第二，附子第三。人至三十，可三年一灸脐下三百壮；五十可二年一灸脐下五百壮；六十可一年一灸脐下三百壮；令人长生不老，余五十常灸关元五百壮……遂得老年健康。"由此可见，气海、关元不但能够治疗诸虚百损，真阳欲脱等证，而且还可以保健延年。

关元穴 调节内分泌、强身治病要穴

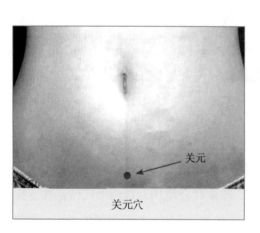

关元穴

关元穴，关，关卡也；元，元首也。关元名意指任脉气血中的滞重水湿在此关卡不得上行。关元是足三阴、任脉交汇穴，小肠募穴，足阳明胃经下合穴，是人体十大保健大补要穴之一。

关元穴在下腹部，肚脐直下三寸。三寸的取法并不是要用尺子量，而是用自己的手量。将拇指之外的四指并拢，以中指中间一道横纹为准，四指总共的宽度即为"三寸"。关元穴为三焦元气所发处，联系命门真阳，为阴中之阳穴。它是补益全身元气的要穴，点按此穴可补摄下焦元气，扶助机体元阴元阳。它也是历代医家公认的强壮要穴，可以保健和延缓衰老。

按摩方法：关元穴多用按揉和震颤法，将双手交叉重叠置于关元穴上，稍施压力，然后用交叉的双手尖端快速地、小幅度地上下推动按揉。注意不可以过度用力，按揉时只要局部有酸胀感即可。每次10~20分钟，每日2~3次。

中老年人如果想强身健体、延年益寿，还可以常灸关元穴，借助火力，可以温通经络、行气活血、培肾固本、调气回阳、补虚益损，壮一身之元气。具体方法为将艾条的一端点燃后，对准关元穴熏烤。艾条距离皮肤约2~3cm，感觉皮肤温热但并不灼痛，每次灸15~30分钟，以灸至局部皮肤产生红晕为度，隔日灸1次，每月连续灸10次。

经常用手指点压、按摩刺激关元穴，具有培补元气、调气和血、益肾健腹，增强脏腑功能，还可提高机体免疫力。可防治高血压、高血脂、肥胖、腹痛、腹泻、便秘、遗尿、头晕、失眠、痛经等症。

按压此穴位能让人恢复青春活力，可治疗各种生殖系统疾病。尤其擅长治疗不孕不育、阳痿、遗精早泄、性欲减退、痛经、月经不调等症。

古今众多医学家都认为关元穴是一个能起死回生的重穴，并且都认为刺激该穴的重要手段就是灸。艾灸此穴一定要掌握火候，那就是要温而不烫，灸的时间要长，持续地温灸，达到热量内透，自觉腹内暖洋洋，热乎乎，像融化般的舒适状态。灸到红晕为度。艾灸关元穴见效，腹内的寒气会立时感觉消散。每次灸的时间一般20分钟左右或更长些，依个体的舒适度为限，隔日1次或每周灸2次即可。关元作为常用的保健穴同足三里一样重要。

神阙穴 人体的长寿保健大穴

神阙穴即肚脐，又名脐中，是人体任脉上的要穴。神，神气；阙，原意为门楼、牌楼。神阙意指神气通行的门户。《厘正按摩要术》："脐通五脏，真

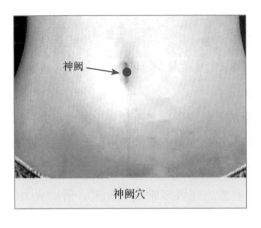

神阙

神阙穴

气往来之门也，故曰神阙。"它位于命门穴平行对应的肚脐中，是人体生命最隐秘最关键的要害穴窍，是人体的长寿大穴。

神阙为任脉上的阳穴，命门为督脉上的阳穴，二穴前后相连，阴阳和合，是人体生命能源的所在地，所以，古代修炼者把二穴称为水火之官。人体科学研究表明，神阙穴是先天真息的唯一潜藏部位，人们通过锻炼，可启动人体胎息，恢复先天真息能。

神阙穴与人体生命活动密切相关。我们知道，母体中的胎儿是靠胎盘来呼吸的，属先天真息状态。婴儿脱体后，脐带即被切断，先天呼吸中止，后天肺呼吸开始。而脐带、胎盘则紧连在脐中，没有神阙，生命将不复存在。人体一旦启动胎息功能，就犹如给人体建立了一座保健站和能源供应站，人体的百脉气血就随时得以自动调节，人体也就健康无病，青春不老。经常对神阙穴进行锻炼，可使人体真气充盈、精神饱满、体力充沛、腰肌强壮、面色红润、耳聪目明、轻身延年。并对腹痛肠鸣、水肿膨胀、泄痢脱肛、中风脱证等有独特的疗效。

神阙穴的保健方法有三种。

（1）揉中法：每晚睡前空腹，将双手搓热，双手左下右上叠放于肚脐，顺时针揉转（女子相反），每次360下。

（2）聚气法：端坐，放松，微闭眼，用右手对着神阙空转，意念将宇宙中的真气能量向脐中聚集，以感觉温热为度。

（3）意守法：放松，盘坐，闭目，去除杂念，意念注于神阙，每次半小时以上，久之则凝神入气穴，穴中真气发生，胎息则慢慢启动。

因穴位位置特殊，不便消毒，故一般不针刺，多用艾条灸或艾炷隔盐灸。

第四章 10分钟自我按摩

对于一个人的生命健康，头的重要性不言而喻。平常一定要注意保健头部，让我们头脑保持清醒、聪明。头部保健按摩时，用手指点按穴位较多，注意点按的姿势，避免伤及手指。女性经常敲打、按摩头部，还能让秀发焕发光彩。

1. 按揉头皮

操作 双手置于头顶，以手指插入发间擦摩头皮。十指指腹分别置于头部两侧，做小幅度按揉，逐步移动，按揉整个头皮，直至整个头皮感觉放松为度。

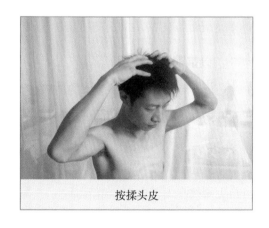

按揉头皮

温馨提示

一般每次按揉2~3分钟。按揉前最好清洗双手，且修剪指甲。按揉时手指要紧贴头皮，不要摩擦头发以免造成不适。

187

2. 拿五经

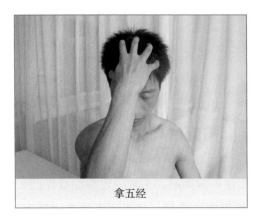

拿五经

操作 取坐位或仰卧位，以一手手掌置于头顶，中指放在头部正中的督脉上，示指和无名指放在督脉两侧的膀胱经上，拇指和小指放在膀胱经两侧的胆经上，在头顶部从前向后枕部用力（手指稍屈曲），用指腹进行拿五经。

温馨提示

每次操作1～2分钟，至头顶感觉轻松为度。

3. 分推前额

操作 从印堂到前发际正中之连线为中线，两手示指屈成弓状，用其第二节桡侧面贴着前额皮肤着力，拇指尖端按在太阳穴上，由下而上，自中线向前额两侧分推至鬓角处，并轻揉各穴，约30～50次左右，以局部酸胀为度。

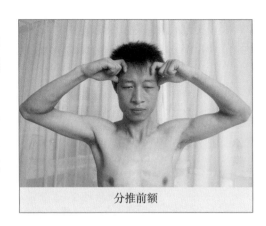

分推前额

4. 抹颞法

操作 以两手拇指指腹紧按两侧太阳穴，由前向后推抹至耳上方，约30次，以胀为度。

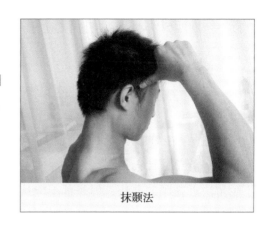

抹颞法

5. 按揉风池、百会穴

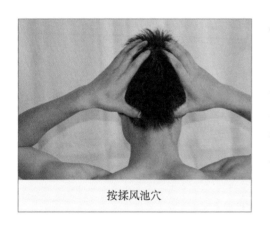

按揉风池穴

操作 以两拇指指腹或中指指端，向对侧眼睛方向紧按风池穴，适当用力揉动30次左右，以酸胀感向深处放散为好。用拇指或示指指腹点按百会穴，点按此穴时，可有向全头放散的酸沉样感觉，每次点按约1~2分钟。

6. 拍击头顶

操作 以五指尖或指腹，在头顶部由前向后，有节奏地连续拍打大约1分钟。手法拍击时要有弹性，不要击实头部，五指尖刚击上头部即马上弹起，完后以头部有轻松舒适感为度。

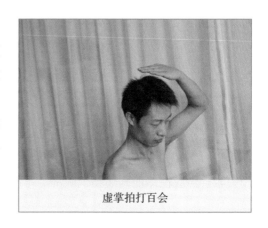

虚掌拍打百会

【作用】 具有健脑益聪、镇静安神等作用，对头晕耳鸣，头痛失眠以及神经衰弱等症均可应用。

眼部保健按摩法

眼睛是心灵的窗户，但是现在很多孩子小小年纪就戴上了厚厚的眼镜，家长头痛着急，社会重视，这已经成了一个亟待解决的问题。现在虽然有了不少解决近视眼的办法，但是都不能从根本上解决问题，最好的办法是从预防保健开始，像中小学推广的"眼保健操"就很好，从娃娃抓起，从还没有出现近视的时候，就给孩子的眼睛予以保护。

1. 轮刮眼眶

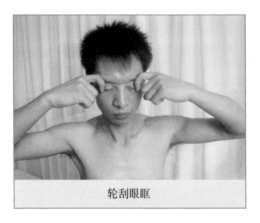

轮刮眼眶

操作 以左右手示指屈曲如弓状，用第二节桡侧面自眼睛眶内向外刮动，先上后下，反复20~30次，以胀为度。

温馨提示

速度要均匀，不宜过快，力度以感觉舒适为宜。

2. **摩掌熨目** 先将两掌相互摩擦，搓热后再将两手掌心放置于双眼上，使眼部有温热舒适之感。两手一定要搓热，且要以掌心置于两眼之上，虽然用力轻，但应使热能到达整个眼部。每次5~8遍。

3. 按睛明，揉攒竹，揉四白，揉太阳

操作　以一手的拇指、示指分别按在内眼角上方 0.1 寸凹陷处睛明穴，先向下挤按，后向上提捏，反复操作约 30 次，以胀为度。再分按两侧眉头上的攒竹穴，由轻到重反复按揉约 30 次。以两手示指面分别按在目下 1 寸处四白穴，按揉约 40 次。然后以两手拇指指腹紧按太阳穴，由轻到重按揉约 30 次，以酸胀感布满全头为好。

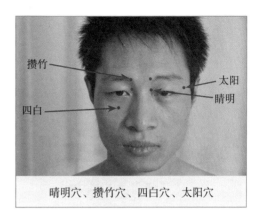

睛明穴、攒竹穴、四白穴、太阳穴

【作用】　具有消除眼睛疲劳、防治眼病、保护和提高视力等作用。可在视物过久，眼睛疲劳时使用。

耳部保健按摩法

"耳为宗脉之海"，意思是十二经脉都有经络直接或间接地与耳朵相连，现在流行用耳穴来诊断和治疗全身的疾病，是对这个理论的最好应用。

1. 推擦耳法

操作　用两手掌面横放在两耳廓上，掌心对准耳孔，手指尖向后。均匀用力向后推擦，回手时将耳背带倒再向前推擦，往返交替 30～50 次，以两耳出现热感后为止。然后两手示指与中指分开，用示指的内侧面分别贴附在两侧耳后（相当于耳穴降压沟处），做上下推擦，至耳后出现热感后为止。

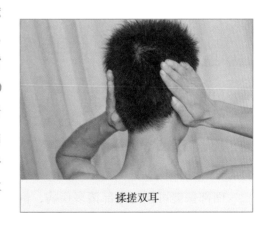

揉搓双耳

温馨提示

前后来回操作，反复 30～50 次。

2. **按揉耳周** 取坐位或仰卧位，用双手中指指腹分别沿着耳朵的周围进行按揉，每次按揉 1~2 分钟。

3. **鸣天鼓**

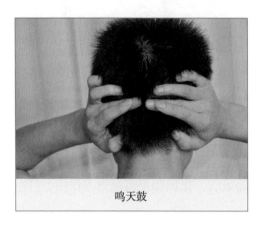

鸣天鼓

操作 用两掌的掌心紧按住两耳孔，余指放在颈后。两手示指的指面架在中指的指背上，轻轻敲击后头枕部约 50 次。接着，手指紧贴住后头枕骨部不动，掌心骤然离开耳朵，放开时，耳内出现"咚咚"响声，如此连续开闭效响 10 次。

温馨提示

以上方法可早、晚各进行 1 次。

【作用】 以上手法，有促进耳局部血液循环作用，可调整耳神经的功能，刺激听觉，防止耳鸣的发生，有助于预防头昏、项强等症的发生。

面部保健按摩法

中医学认为，五脏六腑之气血皆上行于面而走空窍。肝开窍于目，脾开窍于口，心开窍于舌，肺开窍于鼻，肾开窍于耳。人体六条阳经关联着六腑，均在面部有走行线；六条阴经关联着六脏，在人体内部的走行线都上行于面。

面部保健可预防面部诸多疾病，例如痤疮、暗斑等，还间接地对五脏六腑起到了保健作用，同时还可以塑造完美脸型！

1. 浴面

操作　取坐位或仰卧位，以搓热的双手手掌分别贴于两侧面部，做上下来回轻擦法，如同洗脸。

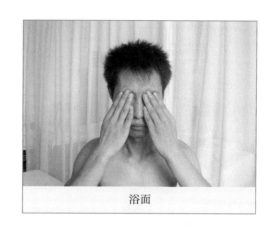

浴面

温馨提示

擦面部时手法要轻，反复操作约1分钟或30次，以面部有热感为度。

2. **拍面**　取坐位或仰卧位，双手四指自然并拢（除大拇指），用四指指面沿着前额、额部、面颊、下颌来回轻轻拍打，拍打时避开眼睛，反复操作约1分钟，直至面颊皮肤微微泛红即可。

【作用】　可促进面部皮肤的血液循环，淡化色斑，消除面部皱纹，有助于保持面部皮肤的弹性和张力，使皮肤紧致有光泽。

3. **运舌**　口唇轻闭后，用舌在齿唇之间用力卷抹，右转、左转各30次。具有按摩口腔黏膜和齿龈的作用，并能刺激唾液分泌而帮助消化。

4. **叩齿**　口唇轻闭时，有节律地叩击上下齿30~50次左右。注意叩齿叩的是后面的老牙，不是前面的门牙。叩齿可以促进牙齿周围的血液循环，有助于使牙齿坚固，预防诸多牙病的发生。

鼻部保健按摩法

1. 摩鼻梁

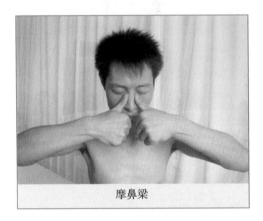

摩鼻梁

操作 用拇指指腹掌侧面平贴在鼻梁的两侧，然后做上至鼻根、下至鼻翼两侧推擦按摩动作。两手可同时上、下操作，也可一上一下来回操作，反复30~50次。

2. **捏巨鼻** 用拇指和示指捏在鼻翼两旁，做有节律的捏按，反复操作30~50次。

3. **分推法** 双手互相摩擦发热后，各用四指的指腹按在鼻翼两旁，沿鼻唇沟向上推至鼻根，接着沿眉弓上方分推前额至眉梢，反复分推30~50次。

胸部保健按摩法

胸腔内有人体重要的脏器——心、肺及胸腺等，心肺两脏分别主宰人体两种最重要的物质：血和气。心主行血，肺主气，司呼吸。气和血源源不断地供应身体的各个部位，保证各部位正常地发挥各自的作用。心肺功能增强了，气血才更加充足，生命力才更加旺盛！

【操作】

1. **横擦前胸** 仰卧位，将手掌搓热，掌侧掌心面贴于前胸皮肤，从胸部由上而下，做横向的往返擦法，以局部皮肤透热为度，反复操作2~3分钟。

手法浮而不沉，滑而不滞，持续连贯，速度均匀。注意只触肌肤，不可带动深层组织。

2.　**推胸部任脉**　仰卧位，以一手掌沿着胸部正中线——即任脉走行线，从胸骨上端向下至腹部，自上向下做推擦操作。每次操作约 1 分钟，以任脉走行线上透热为度。推擦时着力于掌根，且力度不要太大。

▌乳房保健按摩法

乳房是女性的重要器官，是身体的特殊部位，也是女性魅力的标志之一。乳房胀痛、刺痛、结节、不平整等，不仅能够反映乳房本身的疾病，还能反映身体其他部位的疾病。中医学认为，乳头属肝，乳房属胃，对乳房的保健，不但能够预防乳房的一些疾病，还对肝、胃有一定的保健作用。

【操作】

1.　**揉胸脯**　分别以两手掌按在两乳外上方，旋转揉动，顺、逆时针方向各揉 10 次。

2.　**推乳房**　取站立位或仰卧位，双手掌心分别置于两侧乳房上，从锁骨下到乳根部，从上向下进行推法操作，每次 1~2 分钟。

3.　**横擦双乳**　取站立位或仰卧位，用手掌在乳房上做往返横向擦法，以两乳透热为度。本法浮而不沉，滑而不滞，持续连贯，速度均匀而和缓。注意只触肌肤，不可带动深层组织。

【作用】　此按摩法可促进乳房的血液流通，调节体内激素分泌，降低女性患乳腺癌的概率，具有丰胸、美胸、健胸的多重功效。

▌腹部保健按摩法

腹部是人体的重要部位，无论从美观还是从其重要性来看，腹部都是人们普遍关注的部位。心脏病、高血压、高脂血症等都好发于腹部肥胖的人群。

腹部保健，不仅能减掉腹部的赘肉，还能保健脾胃、强健身体。

1. 疏肝利胆

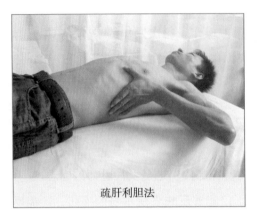

疏肝利胆法

操作 取仰卧位，两手拇指与四指分开，拇指贴附在胁肋的前侧，余四指在胁肋部的后侧，指尖指向后侧。接着，用指面做自上而下推擦至骨盆。一般进行 30 ~ 50 次。胁肋部为肝胆经络所布，手指推擦此处，可以疏通肝胆经气。

2. 擦丹田 用右手示指、中指及无名指摩擦小腹部，以丹田穴为中心，一般进行 30 ~ 50 次。

3. 旋摩腹部 取仰卧位，按摩者用掌摩法顺时针摩腹约 5 分钟，力度需作用到胃肠。施术时按摩者手掌面附着于被按摩者腹部，作环形而有节奏地抚摩，称摩腹。按如下顺序反复进行：右下腹→右上腹→左上腹→左下腹→右下腹。注意上肢及腕掌要放松，轻放于腹部，以前臂带动腕及着力部位作环旋揉动，动作要和缓协调，用力宜轻不宜重，速度宜缓不宜急，旋摩 50 ~ 100 次。

4. 推腹部任脉、肾经、胃经、脾经 取仰卧位，双手手掌分别沿着腹部正中线——任脉，腹部正中线旁开 0.5 寸——肾经，腹部正中线旁开 2 寸——胃经，腹部正中线旁开 4 寸——脾经，由上向下进行直线推按，每条经线推约 1 分钟，以经脉走行线透热为度。

【作用】 脾胃为后天之本，旋摩腹部有运脾健胃的作用。腹部按摩能疏畅气机，促进胃肠蠕动，增进消化，有利于吸收功能。

腰部保健按摩法

中医认为"腰为肾之府"，"肾为先天之本"，即肾是人先天生存的根本，肾为"生命之根"。经常敲打按摩腰部，可让你焕发青春的活力。可见腰部强健则根深叶茂，生命之根苗壮则生命之树常青。

1. **拳打腰部**　取站立位或俯卧位，两手握拳，把拳头背到腰后用拳眼进行拳打操作，双手同时操作或者交替操作均可。拳打的力度以舒适为度，拳打至局部微热或有明显放松感为度，一般每次拳打约1分钟。

2. **搓腰**　先将两手互相搓热，紧按腰部，用力向下搓到尾闾部，

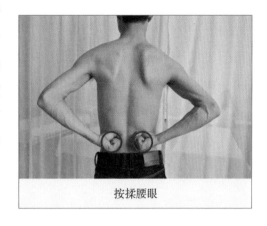

按揉腰眼

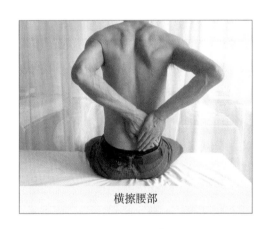

横擦腰部

左右手一上一下，两侧同时进行，共搓 30 ~ 60 次。

3. **横擦腰部**　取站立位或俯卧位，两手背到腰后，手掌相叠，横擦腰部，速度宜稍快，力度不宜太大，擦几下用双手焐一下腰部，再接着擦。反复操作，擦至局部发热为度，每次擦 1 ~ 2 分钟。

下肢膝关节保健法

俗话说："人老先老腿。"很多人一上年纪，最明显的一个特征就是行走变得迟缓了，这是身体出现衰老的一个突出特征。

膝关节是人体最大的关节，是承受重量最多的关节之一，也是活动度最大的关节。跑、跳、走都需要膝关节的参与。中医认为膝为筋之大会，这里的筋是最多的。解剖上膝关节大部分皮下就是骨头，易遭到风寒或外力的侵袭，它也是最容易损伤的关节之一。

日常生活中一定要注意腿膝部的保健，腿部经络轻松舒活，则走路也轻了，干什么都有劲了，不是很好吗？

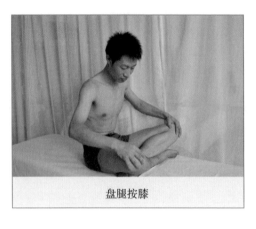

盘腿按膝

1. 拿揉膝关节 坐位屈膝，以一手（或双手）五指微张开，手掌心置于膝盖上，对膝关节做拿揉法操作，力度以感觉舒适为宜，且用力均匀而有节奏，拿揉至局部透热为度，一般每次拿揉1分钟左右，两个膝关节可同时也可交替拿揉，可防止或减轻膝关节病。

2. 推捋膝周 坐位屈膝，以双手掌心分别置于膝关节，两手掌将膝关节完全包绕，由上向下推捋。推捋时注意速度要均匀，力度要能够渗透到膝关节内部，推捋至膝关节周围灼热为度。一般每次每侧膝关节推捋1分钟，双侧膝关节交替进行推捋。

3. 摩髌法 以两手的拇指用力按摩膝关节周围，先顺时针方向按摩100次，后逆时针方向按摩100次，再用双手掌顺时针方向及逆时针方向按摩各100次。

4. 掌擦双腿 坐位伸膝，用双手手掌在腿部两侧上下反复掌擦，擦至皮肤微红或透热为度，两腿交替进行，一般每条腿每次擦1分钟。

5. 捏拿双腿 坐位屈膝，用双手指腹分别捏拿腿部两侧，上下往返操作，捏拿至腿部肌肉变得松软或透热为度，两腿交替捏拿，每次每条腿捏拿1分钟。

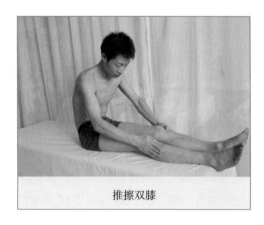

推擦双膝

手部保健按摩法

常言说：十指连心。什么是心？《黄帝内经》中说"所以任物者谓之心"。任，是接受、担任的意思。用现在的话来说，心的功能就是接受外界信息。

故而，保护好手指，就更能让人体来接受外界的信息。生活当中，布料的好坏，我们要用手摸一下；盲人有手指的抚摸等，都是"接受外界信息"。保护好手指很重要。

【操作】

1. **搓掌擦背** 先双手掌对合，互相搓擦发热约1分钟，重点擦掌心处的劳宫穴（握拳时，中指尖所点之处）。接着将擦热的一手掌贴于另一手的手背，反复交替轮换按摩双手的手背约1分钟。

2. **揉按鱼际** 用一手拇指，用力揉按另一手的手掌处的大鱼际肌和小鱼际肌约1分钟，或揉按至掌部发红发热为度。

3. **捻手指头** 用一手的拇指和示指，分别依次捏住另一手的手指的每一个指头的左、右侧面，捻指头约10次，依次捻揉十指。

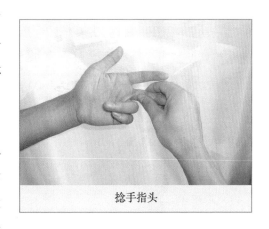

捻手指头

4. **活动手指** 大拇指翘起，以指根为点做圆运动，逆时针也行，顺时针也成，然后依次为示指、中指、无名指和小指做圆运动。注意每次做圆运动最好以手指感到酸乏为度。

5. **常做对指运动** 用大拇指依次向其余4指做有节奏的对指运动，先从示指开始，依次到小指做对指运动，然后从小指开始，依次到示指做对指动作。最好是双手同时进行，边做边数数。

6. 勾拉手指 轮流地把双手的各个相同手指相互勾住，用力勾拉片刻，然后松开，反复进行多次。

7. 互推手指 双手的五指并对，用力推挤片刻，松开，再推挤，再松开。反复来做，次数不限。

8. 自我握手 自我握手，一种是用自己的一只手去握另一只手，分别用力抓住两只手的小鱼际，紧握片刻后放开，再重复上述动作多次；另一种是单手用力握拳，松开，再握，再松开。反复做，直到双手感到累为度。一天的次数不限。

9. 互搓手掌 一天之中，不定时的双掌互搓，直到搓热为止。

10. 击掌 掌心互对，用力击掌，可在体前，也可以在身体后面。次数不限，时间不限。

11. 甩手 当一个人学会"放弃"的时候，他才会真正的变得"大度"。放弃，就是"甩手"。常做甩手运动，会让人感到身体无比轻松。

甩手时要心平气和，消除杂念，自然放松。甩手方法是眼睛向前，双下肢自然站力，两脚相隔与肩同宽，双手及双上肢伸直自然下垂，然后，来回前后甩动。向前甩手，脚尖着地。向后甩手时，尽力向后甩，脚跟顿地。如此，前后反复甩手，躯体随着自然摆动。开始甩手每回 50~100 次，以后逐渐增加次数，一般每回可做 600~1000 次。

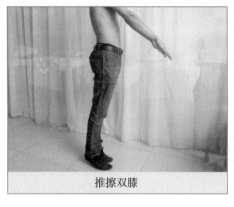

推擦双膝

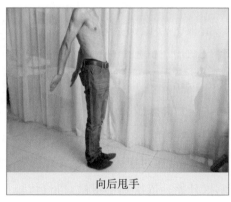

向后甩手

12. **转手腕**　手腕为筋聚集的地方，而筋，是中医上肝所管的。筋的功能增强之后，肝的功能也就增强了。肝者，将军之官，谋略出焉。肝功能增强，也就有更多的智谋了。所以，生活当中有人常说的给某人要动动手腕，意思就是说要给这个人用点智谋、用点手段了。

转动手腕，可以用一只手按揉另一只手，也可以双手放松，甩摇手腕。次数不限，时间不限。

【作用】　以上手法，能促进手部的血液循环，增进脑的活力，防止手部痹痛，有利安眠，防止脑血管病变。

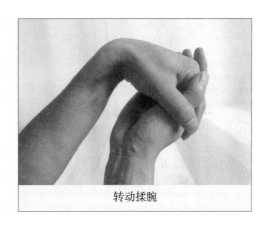

转动揉腕

足部保健按摩法

人的脚底有 70 多个穴位，6 条经络起止于脚上。科学家认为，人的脚底有成千上万个末梢神经，与大脑和心脏密切联系，与人体各部脏器密切联系，所以将脚称为人的"第二心脏"，可见脚保健的重要性。经常弯弯脚趾、散步、踩鹅卵石、温水泡脚等，都有促进脚部血液流畅。把远端血推向心脏和全身，调节阴阳平衡，防治疾病，健身益寿。

【体位】　取坐位，按摩足背时一腿伸直，被按摩腿弯曲，用脚跟支撑于床面。按摩脚趾、脚底时，其脚外踝靠于另一大腿上。

【操作】

1. **梳摩足背**　以示指至小指分别置于各趾缝间，沿骨间隙自上向下，反复梳摩至脚腕 30 次。

2. **握趾屈踝**　用一手握住足趾，另一手紧握足踝外侧，做左右旋转运动，旋转 20~30 次。

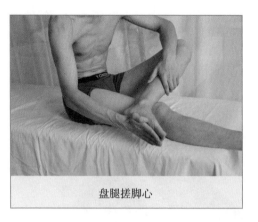

盘腿搓脚心

3．擦足底部（擦涌泉） 体位同前，用手尺侧部的小鱼际肌按在足心处，做上下推擦，一般进行 30~50 次，以擦至左足心发热为止；然后换另一只脚，方法同前。本法通过改善足底局部循环而有助于健步，而且还有助于预防失眠、心悸等症的发生。

4．蹬擦足底 在床上，用一只脚的足跟蹬擦另一足底处，重点蹬涌泉穴（足底心前 1/3 交界处）约 1 分钟。然后换另一脚蹬擦。

5．捏趾甲角 用拇指、示指的指尖，相对用力轮流掐捏十脚趾的趾甲角约 1 分钟。

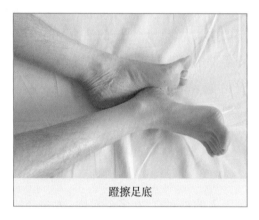

蹬擦足底

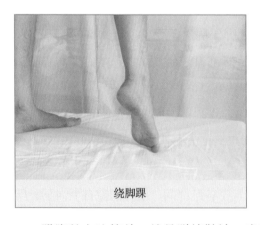

绕脚踝

6．绕脚踝

脚尖着地或者不着地，转动脚踝。虽然时间不限，次数不限，不过，最好转动到有酸累的感觉为止。

7．跺脚 常做跺脚运动，可以对脚部的穴位进行刺激，以达健身的目的。

跺脚的方法简单，就是脱掉鞋袜，光脚使劲用力的踩踏地面。时间不限，次数不限。由于脚部的穴位特别多，故而，我们好多人在保健的时候就喜欢做足部按摩。

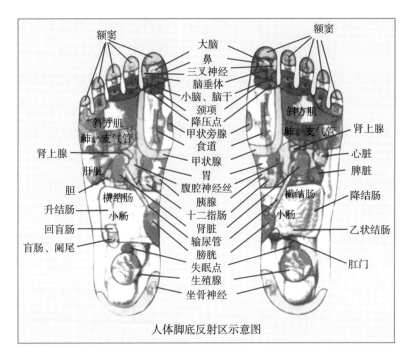

额窦　大脑　鼻　三叉神经　脑垂体　小脑、脑干　颈项　降压点　甲状旁腺　食道　甲状腺　胃　腹腔神经丝　胰腺　十二指肠　肾脏　输尿管　膀胱　失眠点　生殖腺　坐骨神经　斜方肌　肺、支气管　肾上腺　肝脏　胆　横结肠　升结肠　小肠　回盲肠　盲肠、阑尾　额窦　斜方肌　肺、支气管　肾上腺　心脏　脾脏　横结肠　降结肠　小肠　乙状结肠　肛门

人体脚底反射区示意图

8. 敲击脚面　手攥拳，用拳心来敲击脚面、脚趾，也可以用一只脚的脚后跟来敲按另一只脚的脚面、脚趾。时间不限，次数不限。

【作用】　以上手法可以促使足部血脉通畅，改善局部营养，通畅气血，增强足部抵抗力，预防下肢酸痛和冻疮，治疗脚气病，消除疲劳，有助于安眠。

上述按摩动作，各有各的保健作用，每天坚持练习上述全部或部分动作，对于保健强身，预防疾病有着很重要的价值。

腋窝保健按摩法

刺激腋窝可促进血液循环。腋窝是血管、淋巴、神经最多、最丰富的地方。它的健身奥秘之处，在于受刺激后会使人大笑；笑时使各器官都能得到运动，促进血液循环，并使各器官充分得到养分和氧气的交换，使大脑、心脏以及肺都受益匪浅。故专家们称之为"腋窝运动"。

腋窝的保健作用尤为关键，在养生学上历来备受人们的关注，中医学把它与脐、背部统称为"人体三大保健特区"，俗称胳肢窝。其皮下有丰富的汗腺、脂肪组织，底部有重要的神经、血管通过，还有淋巴结群。为手三阴及足少阳经脉所过之处。窝内还有淋巴结群，上肢、胸壁和背部浅层的淋巴汇集于此。如果上述这些部位有炎症甚或发生癌肿时，腋窝的淋巴结常会肿大起来，因此，平时检查一下腋窝淋巴结的状况，就有及早发现病变以便及早治疗的意义。

腋窝处有一个重要穴位，中医定名为极泉。它的标准部位在腋窝顶点的腋动脉搏动处。

坚持按摩腋窝可以起到舒筋活血、宽胸宁神和延缓衰老的作用。具体有以下功效：①调气和血，解痉止痛；②促进神经体液循环，使全身器官享受更多养分和氧气；③增强食欲，提高消化能力；④增强肺活量，提高呼吸系统功能；⑤使体内代谢物中的尿酸、尿、无机盐及多余水分顺利排出，增强泌尿功能，并使人体内外生殖器官和生殖细胞更健康，提高性功能；⑥增进胸部、肩部和背部的淋巴液回流，有助于防治心脏病、乳腺癌和肩周炎等疾病。

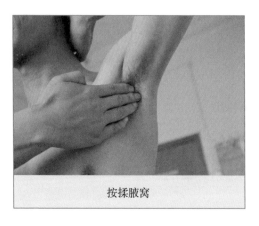

按揉腋窝

按摩腋窝的具体方法是：洗净双手后，左手掌置于脑后，用右手示指、中指和无名指的指腹，先顺时针、后逆时针按摩左侧腋窝各15次，然后换左手按摩右侧腋窝，每次持续3~5分钟即可。也可以用弹拨法，抬高一侧手臂，把另一只手的拇指放在肩关节前方，用中指轻弹腋窝底，可时快时慢变换节奏。两种方法都可以早晚各作1次，但按摩次数不宜太少。

按摩腋窝要求手法必须轻柔，以免损伤局部的血管和神经。此法简便易行，在工作、休息之余可随时随地进行。但是，孕妇、严重心脑血管病患者、肿瘤有淋巴转移患者等最好不要采用。此外，腋窝内有丰富的感觉神经纤维，刺激腋窝可引人发笑。笑对人体健康尤其有益，所谓"笑一笑，十年少"。

前胸保健按摩法

中医学认为，胸部是"宗气"之所在。宗气是由饮食中水谷精气和吸入的自然之气结合而成的，是一种积聚于胸中、搏动不休的大气。它是推动肺的呼吸，推动营气和血脉运行的动力。经常按揉抚摩胸部，不但能使人心胸开阔，心境宁静，更主要的是能改善肺部及心脏的工作能力，从而促进了身体健康。

前胸的胸腺是整个免疫系统最关键的部分，按摩前胸就像打开了免疫系统的按钮一样，促进胸腺源源不断地分泌出免疫活性肽物质，能监视体内变异细胞，并毫不留情地将其消灭；同时又有抗感染的功能和抗病能力；对延缓衰老也有一定的作用。

每天坚持用手掌上下摩擦前胸，上至颈部下至心窝部穴位，每次100~200次，可激活胸腺，起到防病健身，祛病延年的作用。如果是女性，由于胸部是敏感的神经部位，收效更佳，尤其是对于乳部不够丰满的女性，较之使用"丰乳器"的丰乳作用更大、更自然，并能使人产生心境宁静的安神感觉。

另一个方法是拍前胸提高肺功能。前胸是人体阴气所汇之处，可以采取虚掌轻叩轻拍的方法来保健。将五指并拢、掌心中空，对准胸部正中间的胸骨以适当力度拍击，每次拍3~5下，停10秒左右，每天3~5分钟。但应当注意的是，胸腔下有心肺等脏器，要注意力道，否则可能适得其反。

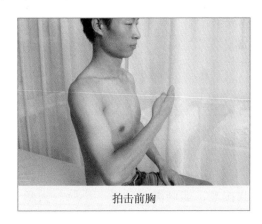

拍击前胸

肚脐保健按摩法

肚脐是人们常说的神阙穴，人体先天的强弱与此穴密切相关。故被称为"先天之本源，生命之根蒂"，所以古人有"脐为五脏六腑之本"、"元气归脏之根"的说法。在胚胎时期，脐部是胎儿连通母体，获得血液、氧气及营养物质的唯一通道。出生后此通道虽已断绝，但脐部与全身经络、五脏六腑仍有着十分密切的关系。人体的肚子上，包括了12正经中的任脉、胃经、肾经、肝经、脾经等重要经络，甚至还有冲脉、带脉等，可以说，肚脐周围，就相当于人体的中心，相当于交通枢纽的环岛。上至咽喉，下至外生殖器，一切的一切，都离不开这个中心。肚脐在中医理论中是一个重要的穴位，是调整脏腑、平衡阴阳的枢纽，经常按摩神阙穴是古今养生家的重要修炼方法，能调和脾胃、益气养血、温通元阳、复苏固脱，具有良好的养生保健作用。

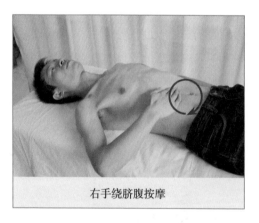

右手绕脐腹按摩

具体操作如下：每日晚睡前、早晨起床前，平躺在床上，摒除杂念，保持心平气和，将手掌覆在神阙穴（肚脐眼）上，先用右手顺时针稍用力按摩100次，再用左手逆时针按摩100次，次数越多越好。取得效果的关键是要持之以恒的坚持做下去。

除了按摩神阙穴外，还可以配合按摩其上腹部和下腹部，在这些部位分布着上脘穴、中脘穴、下脘穴、天枢穴、气海穴、关元穴、中极穴等重要保健穴位。长期坚持这些部位的自我按摩，能刺激脾、胃、小肠、大肠、前列腺、膀胱等器官，可调节胃肠蠕动，促进消化液的分泌和营养物质的吸收，还能保持大小便排泄的通畅，从而补充元气、提高免疫力，起到有病治病、无病健身的作用，对腹部还有减肥作用。或用艾条灸肚脐，能改善五脏六腑的功能，进而促进性能力的旺盛。

任何的健身运动都没有捷径可走，其秘诀就在于能否持之以恒。在按摩时要求动作和缓，力度适中，以腹部发热、无不适感为宜，按摩范围以神阙穴为中心，逐渐扩大至整个腹部，可以在早起和晚睡前进行。但腹部有急性炎症、恶性肿瘤的患者不能采用此法。由此看来，常按以上部位，能有效地帮你延长寿命，更能养生防疾病。

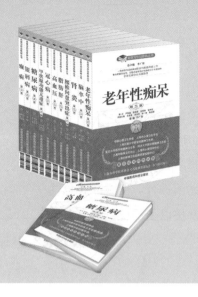

《名医与您谈疾病丛书》

医学界三大院士携手科普顾问　多家协会联合郑重推荐
一度得到市场热捧的畅销书隆重再版上市
集名医解答指导、问题全面实用之优势屹立于科普书林

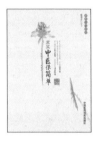

《其实中医很简单》

中医入门丛书，用最朴素的语言解释看似复杂的道理，启发最实效的医学真理。

◎ 定价：29.00元

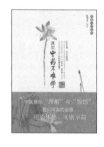

《其实中药不难学》

中医崇尚"理解"与"领悟"看似深奥的道理，用心体悟实则至简。

◎ 定价：39.80元

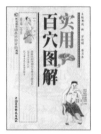

《实用百穴图解》

配送超值动态穴位定位视频
找准穴位不再是专业人士的专长
100余个常用穴位　27个常见病穴位治疗配方

◎ 定价：19.80元

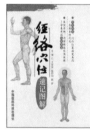

《经络穴位速记图解》

图文并茂，穴位位置清楚
找——患者自疗之友
条理清晰，内容精炼实用
携——学生考试临床常备

◎ 定价：28.00元

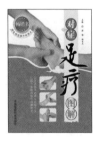

《对症足疗图解》

赠送超值操作视频光盘　百试百灵的养生祛病方法
提升美丽指数的的按摩帮手

◎ 定价：35.00元

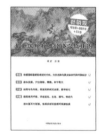

《最新国际标准经络穴位挂图》

彩色印刷，赠送超值操作册，按图索骥，易学易操作。

◎ 定价：26.00元

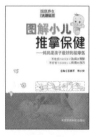

《图解小儿推拿保健——妈妈是孩子最好的按摩医》

不吃药也能治病的智慧，不打针也能缓解病痛的技巧。

◎ 定价：32.00元

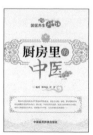

《厨房里的中医》

据记载，中医汤药的起源，就从厨房里走出来的。简单火能奏效的背后，深藏着字字医、句句传统的深奥道理……

◎ 定价：25.00元